睡覺

也需要練習

治療失眠從活化心靈開始
24週讓你一夜好眠

劉貞柏 著

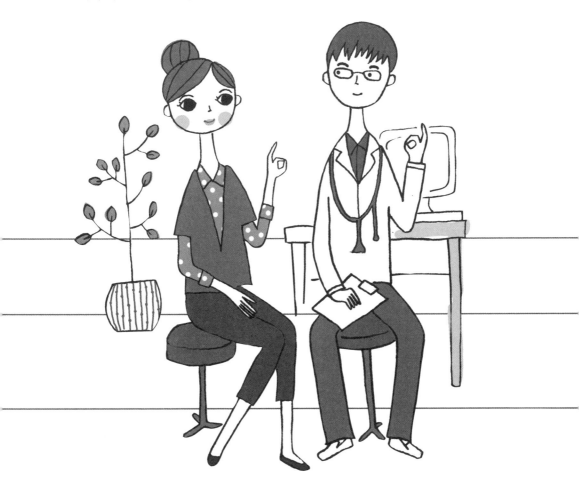

走進柏樂，身心快樂！

　　失眠是文明病之一，要如何睡的夠久、睡的夠好、睡的夠飽，一直困擾著很多淺眠、失眠的現代人。

　　記得我十多年前在巴黎唸書時，每當夜間唸書時間過晚，一睡覺時躺在床上，總覺得腦袋轟隆轟隆的不斷在運轉，難以馬上入眠。之後就養成睡前2小時開始要將腦袋運轉「降速」，例如聽些音樂或看看休閒讀物，以免失眠症頭再次上身。但是律師工作總難免遇到臨時需要加班處理的急件，要如何一方面讓腦袋加速運轉完成工作，一方面又要避免運轉過熱導致睡覺時無法停機失眠，還是件很傷腦筋的事情（完了，腦袋又加速運轉了……）。

　　多年前認識劉貞柏院長時，劉院長仍在台北榮總新竹分院服務，當時就已經著有「失眠關鍵50問」及「請問醫生，我的孩子有問題嗎？：精神科醫師教你聽懂孩子的內心話」等2本書，劉院長長期關注失眠問題及親子溝通等領域，不言可喻。其後劉院長設立柏樂診所，忙碌看診之餘，更透過巡迴衛教演講等方式，讓更多人能夠了解應如何面對、了解、克服失眠問題，讓人佩服。

　　現在，劉院長集結多年診療的專業及經驗，完成這本「24週練習活化大腦改善睡眠」一書，書中精選12個章節案例，每個案例都分別從心理、運動、活動、飲食與藝術創作等五個向度說明改善睡眠的方式，最後還有實際練習的紀錄表格，這可以讓讀者在閱讀後，照表操課，實際檢視練習後的改善成效。

　　舉例而言，書中第五章「卸下心防，汲取新的能量」，以商場女強人「賓士姐」為主角，描述「賓士姐」如何有著長期自我型塑的內心保護殼，以及醫師要如何協助其走出保護殼（儘管這需要一段時

間）。書中這段文字讓我印象深刻：「醫師要推銷身心靈健康概念，面對這沙場老兵，不是簡單容易的事。強悍是她的保護『殼』，柔軟的內在若輕易示人，容易內傷。豪邁大方的氣度神色裡，層層包裹著一閃而逝的落寞。雙方初次見面還不熟，即使是醫師也要對這厚實的保護殼給予尊重，先讓這殼靜一會兒。若輕率地展開心靈解剖，怕只看到血淋淋的內在，已非原來樣貌……」這段文字讓我想到，自己身為律師，在面對當事人時，常常第一時間立即要求當事人將自身的「保護殼」全盤剖開，完整交代事件始末，卻未考慮到對很多事業有成的商場老將而言，在尚未建立完整的互信基礎之前，這樣立即的要求對其內心的傷害有多大。雖說律師和醫師面對客戶的處理模式不盡相同，但劉院長此段文字，也讓我沉思反省許久。

　　正因為這本「24週練習活化大腦改善睡眠」有這麼多的特色與好處，劉院長請我協助作序時，我二話不說一口應允，期待各位看了這本書後，能夠睡的夠久、睡的夠好、睡的夠飽！更別忘了：走進柏樂，身心快樂！

恒達法律事務所　合夥律師

張志朋

讓你生活加分的練習

　　這是一本「讓你生活加分」的書。如何讓生活加分？答案無非是：讓大腦感覺更多的幸福。我在門診看到的民眾，為了生活中的種種而苦：為了失眠而苦，為了白天沒精神而苦。為了家人健康所擔憂，為了孩子的未來煩惱。

　　這些苦，怎麼辦呢？

　　如果你為了失眠而苦，那麼最應該優先改善的，就是睡個好覺。

　　如果為了白天沒精神而苦，就應該提振精神。

　　然而，就是因為做不到，所以來向醫生求助。於是醫生開了處方，交代民眾帶回去，讓失眠的民眾可以改善失眠，白天沒精神的民眾可以提振精神。特別為了改善失眠的種種，除了針對睡眠及自律神經治療外，幾年前我先寫了一本「失眠關鍵50問」提供民眾做參考。這次「睡覺也要練習」，也是幫民眾睡眠加分。經由本書內容的練習，一步一步改善睡眠！

　　民眾除了失眠之外，還有其他面向的苦。我們舉一個微小的例子：當你坐在進口車裡，停在路邊，枯燥地等待孩子才藝班下課，這苦不苦？也許在路旁摩托車上的家長眼中，你並不苦。表面上看來你吹著冷氣，滑著手機，神情悠然自在，輕鬆寫意。

　　再舉一個例子：當你坐在大樓的辦公室裡，無力地瞪著電腦螢幕，剛結束一個專案計畫。時間已過了晚餐時間，你還沒辦法下班離開公司，這苦不苦？也許在烈日戶外工作的勞工眼中，你並不苦。表面上你穿著合身的名牌套裝，薪資優渥，舉止優雅，人人稱羨。

　　心中的苦，只有自己知道。這不是生理層面的苦，是心靈不夠自在的苦。在本書12篇章的開頭，舉例12種民眾內心的惆悵與失落，是對

人生的嘆息，是對當下不自由的思索。透過此書五大向度練習：認識內在心靈，與身體對話，跟環境周遭建立連結，與他人產生共鳴，以種種行動及作品表達及回饋，進而活化大腦，增添更多美麗的色彩。

在第五向度藝術創作裡，我要求民眾嘗試創作練習，多與他人表達交流。整理書稿的同時，讓我想到：是不是該自我表率，除了本書的文字內容外，多添加藝術創作的部分呢？於是我繪製本書插圖，希望跟讀者們有更多連結。一旦開始啟動，由於大腦正向回饋的緣故，就愈畫愈起勁，最終成了本書每一頁的小小插圖。在這創作過程中，真的也感覺到內在更多的心靈收穫呢！

除了本書五大向度的加分練習，特別感謝前台大醫師，現任柏樂診所邱雅寧主任醫師另外製作12篇日常美味練習別冊，讓民眾用新鮮的美食滋養大腦，更直接地活化心靈。這些美味練習不是大魚大肉，也不是舉世無雙的功夫料理。然而這些煮物心得是邱醫師實際在日常生活中烹煮的感想，結合本書第二向度飲食美饌的概念，用照片展現家中餐桌上的樣貌。拋磚引玉，希望能啟發民眾更多美味飲食的創意！

大腦是健康的寶庫，裡頭藏有許多「簡單又困難」的身體密碼。用心活化大腦，就能掌握心靈健康的鑰匙。比喻來說：大腦是你的多年好友，他的出生年月日就是「健康密碼」。若你沒有在這部分用心，即使相處再久，你也猜不到對方的出生年月日，這是密碼困難的部分。若你肯用心，偶然得知的時候細心留意，抄寫下來，這密碼卻又變得很簡單！這就是「簡單又困難」的身體密碼。透過此書的種種練習，創造生活微小的改變，一步一步認識自己的身體密碼，促進心靈及大腦健康，就能感受更多的幸福！

作者

劉貞柏

目錄

24 週練習活化大腦改善睡眠

　　許多失眠的朋友曾詢問：有沒有治療失眠的好方法？

　　有，當然！最有效率、最方便、最便宜的方式，就是：接受藥物治療。雖然說，治療失眠不只是吃安眠藥，但藉由長久以來先進的醫藥發展，藥物的發明就是對抗失眠效果最直接、最方便的選項。

　　然而，除了藥物治療外，有沒有非藥物的治療呢？如果藥物治療的效果不夠滿意，有沒有別的方式呢？有沒有能減少藥物，治癒失眠的法寶呢？

　　有！

　　我們可以利用「正念」來引導思路，調和與開發大腦潛能，進而穩定睡眠、情緒以及身體內在的小宇宙。睡眠與大腦息息相關，失眠會造成大腦循環不順。依照本書所描述的步驟，就能活化大腦，深層放鬆，改善睡眠。

　　這要從何開始？怎麼做呢？有沒有實際的步驟，而不是抽象難懂的醫學名詞？

　　於是，我開始編排資料，利用「日常方便、可操作的步驟」，由淺入深，循序漸進引導讀者，透過「正念」學習，一層次、一層次地引導大家。

心靈世界的五種樣貌

　　本書區分為12篇。每篇包含五大部分，依序是：心理、運動、活動、飲食與藝術創作等向度，分別代表心靈（即大腦感知）的不同向度，分述如下：

心理向度——意識層面

著重在思考邏輯的重整。內心世界的小劇場，重新整理後，由內而外，可以改變並昇華我們的行為。

當我們內心思考時，是使用「語言」做為描述的工具。例如：美國人的內心是講美國話，台灣人的內心講國語。是屬於「語言範疇」的內在世界。而這個內在世界的對話，對象有兩個：自己跟自己對話。對話交談的兩個主體，都是「自己」。在其他的向度中，對話的主體不同，接下來會慢慢說明。

運動向度——非意識

藉由肢體伸展，練習身體跟內在的對話。身體是個小宇宙，富含驚奇與無限可能。然而這個小宇宙是沉默的，不會說話，因此需要花心思與它對話。透過運動，掌握彼此對話的慣用語，體內的小宇宙能回饋大腦更多豐富的禮讚。

當我們運動時，強調的是內在世界的「感知」，包括：身體的冷熱痛癢，這是最基礎的感覺。進一層包括呼吸時的吐納，以及伴隨的氣脈流動。或著伸展雙臂時，感受手臂的重量。或者向前踢腿時，感受大腿肌肉的收縮，支撐點的平衡等。

更進一層的感知，是對身體這個「肉身body」的客觀評測：我有信心跳多高？跑多遠？使用了多少腹部的力量從沙發上站起？準備多少大腦的能量來迎接明天的挑戰？

這種抽象的內在對話，依靠的不是語言，而是「經由練習愈來愈清晰的身體感覺」。跟口述表達的語言不同，當利用運動向度進行內在思考，無論美國人或台灣人，使用的可能都是同一種「身體語言」，一種非結構語言的對話方式。

這個內在世界的對話，對象依舊有兩個：是自己跟自己對話。不同的是，其中一個自己（心理向度的自己）會說話，另一個自己（身體／肉身／body所代表的自己）不會說話。這兩個自己的彼此溝通，不是用文字的結構性語言，是一種既模糊又清晰的身體語言。

再講下去，可能愈來愈抽象。沒關係，直接照著本書的步驟，透過運動向度來進一步認識自己的心靈世界吧！

活動向度——心中的世界

從外在環境的變化與牽動，觀察外在環境投影的內心世界的倒影。藉由觀察這個倒影，就能認識更多環境與自我的關連性。觀察愈細緻，愈感到天地有情。是由外而內的功夫。跟環境的知覺互動愈多，大腦的感受更深刻，彼此進入良性的和諧感應，促進天人合一的知覺發展。

這時對話的兩個主體，分別是「外在環境」與「自己」，同時進行語言跟非語言的對話。例如當你從屋內準備走出戶外，雖然還沒走出屋外，但你此時看到的青翠綠樹跟和煦陽光，讓你已經感受到內在的安慰與快樂。當你實際走入蒼蒼綠林中，身體感受林間的微風，從樹葉間灑落下的陽光，會有更多層次的豐富對話，在「外在環境」與「自己」當中不斷產生共鳴。

這就是藉由活動向度觸發心靈感知的意義。

飲食向度——由外而內的吸收

從食器，碗、筷、匙、杯；廚具，刀、鍋、鏟、瓢，一直到食材、菜餚，「吃食」代表每日所「攝入」的情形。如何挑選食物，如何專注食物的本質，是最日常的生活禪。了解自己的飲食狀態，跟自己「發散」出去的能量做對照，從中可提煉出藝術成分，同時也更深入

心理層面的內在世界。

「食物」原本是屬於「外在環境」的範疇。例如桌上一個蘋果擺在那，安靜地等著給你吃。此刻是純粹的外在。當你看著這顆蘋果，「外在環境」與「自己」慢慢開始產生共鳴，但對話量稀少──因為此刻只有視覺線索。

當你開始仔細看到蘋果的樣子，紅通通圓噗噗的討喜模樣，你開始多一些共鳴，想像一口咬下的滋味。當你鼻子聞到蘋果的香氣，你會迎接更多想像：這蘋果是成熟還是青澀？是本地農產還是外國進口？而擁有更多共鳴。當你大口咬下，耳朵聽到清脆地「涮」一聲。細心咀嚼，感受食道潤過鮮美的果汁，體會腸胃吸收果汁果肉的養分，此刻的視覺、嗅覺、聽覺、味覺、身體感覺又產生更多外在（蘋果）與內在（包括心理與身體，語言與非語言）的共鳴交流。

這是藉由飲食向度，由外而內的進食與攝入，來做到引領神會的心靈修煉。

藝創向度──由內而外的表達

直接「產出」藝術拼貼、創作等，除了留下紀錄，也可與他人交流或觀摩。各種型式的藝術，皆是內在意志的延伸。心智活動的軌跡，可從各種創作中發現脈絡。表現於外，不單給自己看，也可以給別人欣賞。反之亦然，如此促成更多交流，互動不絕。

前述都是內在世界的自我對話，語言跟非語言的對話，外在世界投影到內在世界的倒影，由外在世界進食攝入的飲食種種。若以箭頭的方向性，都是存在於內部，或是從外指向內部的。

而藝術向度，則是由內部指向外部，一種關於產出的表達。

表達就是一種對話，主體是從自己，表達給包括自己以外的觀眾欣賞。例如拍張照片，傳給好友，這就是一種表達，一種圖像對話。當

然加上愛心，一句關心問候，就是語言對話。藝術創作有種種樣貌。藉由產出表達，由內而外，讓觀眾欣賞接收到來自於自身的內在訊息之後，欣賞的觀眾會開始主動回饋，從而產生更多心靈的交流。

可能是對方的一句讚美，可能是對方專注欣賞的眼神。素材來自於自身不斷的藝術創作，這才是真正的由內而外的表達。

這個藝術創作範圍無限。長輩們或許不擅長藝術創作，但當他們「創造」出一道菜餚，「轉貼」一篇網路圖文，也是廣義的藝創表達，表達他們內在的浮光掠影。跟著本書的藝創向度，能逐步從生活中建立更多與他人連結的橋梁。

正念減壓讓心靈昇華

以上種種，到底跟「正念」的關聯是什麼？

在談論正念之前，先要描述「念」。念，飄浮不定，需要相當功力與練習，才能觀察到「念的軌跡」。試著用比喻來理解念：想像你身處在一個安靜、黑暗的房間裡。這房間就是你的心靈空間，非常廣大，看不到邊際。想像你坐在一張書桌前，桌上有一盞亮著的檯燈。除了這盞燈，房間漆黑一片。你在桌上點亮一支香，隨著細微的火光，線香燃出絲縷青煙。你就著檯燈的光線，看著青煙和緩地飄散在空氣中，依稀分布在整個房間的空間裏。這青煙分布的軌跡，就是「念的變化」。線香緩慢燃燒的火光，是代表著「最表淺一層的意識」。很多人以為這火光就是念，而實際上，念是燃出的「青煙」，飄渺不定；但在靜止的空氣中，又有脈絡可循。坐在桌前的你，若能沉澱心靈，就能看到念的軌跡。

若無人指導，只盯著線香的火光瞧，是看不出什麼變化的。念是動態的變化，隨著時空推進而活動著，是大腦思考之後留下的軌跡，讓我們一窺靈魂內在的本質。只是，要直接觀察念，並不容易，所以我

們藉由本書五種不同向度，來試著接近、試著摸索、試著描繪出「念的樣貌」。

　　哪些方式？透過每次為期兩週的練習，本書安排的五大層面，慢慢揣摩念的本質。在更進一步的說明之前，我們直接進行第一個練習。

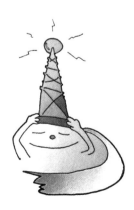

CHAPTER 01

調整節奏，
掌握自己的步調

空虛感經常來自於時間分配不均。每個人一天都只有24小時，有人覺得時間不夠用，有人卻覺得時間多到不知道怎麼花。調整目標，逐漸掌握作息，過得充實，就能增加對生活的滿意度。

◆ 放慢腳步，用心多看每一天

「不要拖拖拉拉，趕快把資料給我！」曉君直接對廣告部門人員催稿，不然等組員拿到稿，再呈給自己，又會慢上幾個小時，她可沒這精神慢慢等。

「裴茹媽媽今天別忘了幫裴茹量體溫喔～～」手機響了一聲，是LINE傳來幼稚園老師的訊息。

儘管可以晚些回覆，但曉君心想不過花幾秒鐘，於是一邊口中念念有詞，一邊快手打了幾個字：「謝─謝─老─師─關─心，裴茹已經沒有感冒症狀，活動力也不錯。我會幫她繼續量體溫。」

桌上分機響起，曉君心思馬上轉回工作上。

生活失衡，愈忙碌愈空虛

上班、下班、加班，癱坐仰躺在辦公室皮椅上的曉君望向數字11的時鐘指針。回頭瞥見桌上冷掉的油膩便當，既然沒胃口就全扔進垃圾筒。

看似生活忙碌，這時一陣強烈的空虛感卻籠罩曉君全身。

這種感覺已不是第一次發生，相反地說，這種感覺已經持續半年。原本有興趣的運動、打發時間的韓劇，現在變得索然無味。

「你已經過得很好了，哪會有什麼煩惱！」

「跟我們相比，你根本是貴婦！工作穩定，老公把錢給你管，女兒又乖巧。貴婦的煩惱我們凡人無法理解啊！」朋友聊天時會這麼說，曉君只得默默吞下已到嘴邊的抱怨。

愈來愈強烈的空虛感，從相反角度來看，是對未來生活的熱切期待。兩相比較之下的落差，是空虛感的來源。

　　曉君充實忙碌的工作，看到窗外藍天，她想去呼吸新鮮空氣。家庭生活圍繞著孩子旋轉，突然冒出一個人去旅行的念頭，要趕快壓抑下來，彷彿連想像都是虧欠：對丈夫的虧欠，對孩子的虧欠。然而，若不替自己多想想，難道不也是對自己的虧欠？

看不到終點，先停下腳步

　　要怎麼填補空虛感？是要去購買昂貴包包嗎？是要上什麼心靈課程嗎？曉君在每個忙碌空檔會冒出幾秒鐘這些想法，甚至感覺已經被自己33歲的人生架空。

　　曉君彷彿身在一場馬拉松比賽當中，她知道自己已經超前許多人，在人生馬拉松當中經濟無虞，家庭安康。但是她現在已經又渴又累，想停下腳步歇歇。她想放慢速度看看路旁的景致，想喘口氣感受吹過的清涼微風。只是路旁加油的家屬不斷吶喊要自己繼續前進，保持超前的紀錄，即使曉君自己看不到終點在哪邊。

　　她用力搖搖頭甩開這種想法，然後繼續在家庭與工作中旋轉……。

　　關於自己呢？再說吧……。

　　曉君是典型職業婦女，認真拼命的那一種。經濟中上，甚至超過中上。旁人眼中是好命媳婦，自己也如此這般認同。卻因此更沒理由怨天尤人，只能繼續往前衝，衝向不知道終點在哪裡的未來。

　　某日在失眠門診曉君聊到最近的狀況，我建議她可以從生活中嘗試心靈養生的五大步驟：

先吃飯，飽足的胃能填滿心靈

心理上的空虛往往跟生理層面的空虛相關。吃不飽，血糖會降低。持續減重，長期熱量不足，會加速身體能量的消耗。依據生物本能，血糖降低是「危險訊號」。大腦會警告我們，要趕快打獵、覓食。於是身體進入備戰狀態，肌肉緊繃、心跳加速，準備發揮力量，抓捕獵物。現代生活中「無獵可打」，身體處在高亢狀態，無法平靜下來。如此不單單造成自律神經系統緊繃，全身新陳代謝出問題，也會影響情緒，造成焦躁不安。要填補心靈上空虛，先要餵飽肚子。

心理、生理密不可分：心理層面除了抽象，也有具象成分。心理上覺得空虛（抽象），往往肚子也是空虛（沒胃口、餓肚子。）反之亦然：肚子挨餓，心理層面也會受影響。一個人生理層面吃不下、睡不著，白天怎麼會有精神？有體力？相反的，一個人能夠睡飽飽、吃飽飽，睡醒精神飽滿、進餐食欲旺盛，心情又能差到哪裡？

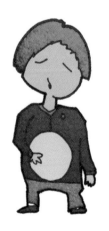
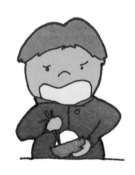
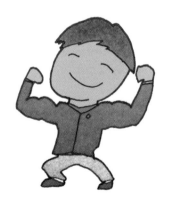

花 5 分鐘，令自己一週變充實

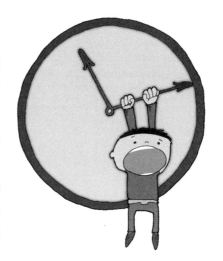

　　空虛感經常來自於時間分配不均。每個人一天都只有24小時，有人覺得時間不夠用，有人卻覺得時間多到不知道該怎麼花。每週以半天為單位，替自己規劃功課表，是重整生活節奏的第一步。剛開始難免雜七雜八，像本流水帳。每週規畫之後，能逐漸掌握作息。經常會覺得時間不夠用，又怎麼會空虛呢？

◎ 範例：

	星期一	星期二	星期三	星期四	星期五	星期六	星期日
上午	開會						與家人一起去爬山
下午		學英文一背20個單字					
晚上			看電影		與朋友聚餐		

➤ 試著在本頁直接寫下每日時間表吧：

	星期一	星期二	星期三
上午			
下午			
晚上			

星期四	星期五	星期六	星期日

生活如果是甜甜圈……
不對，是披薩！

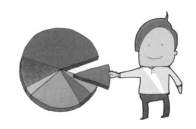

　　功課表是條列式整理，而圓餅式是用視覺的方式來調整生活比例。如工作、家庭、運動及其他活動的分配比例。使用圓餅圖不必太精細，甚至可以多加點想像力，任意規劃出「想像中的時間比例」，然後對照實際生活的時間比例。其中的差異，就是調整的目標。

▶ 試著用圓餅圖重新調配你每日
　生活的比重：

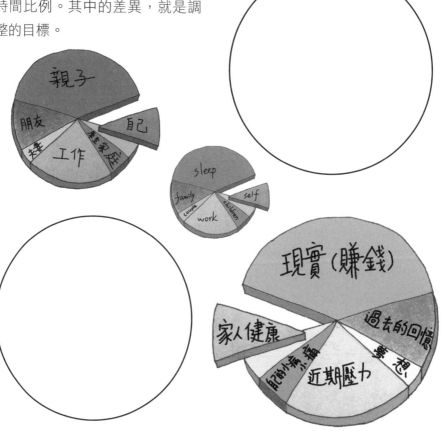

Cue 一下那位曾經快樂的自己

你最近一次開懷大笑是什麼時候呢？人在愉悅的時候，大腦的活性增加。表現於外，就是思路暢通、充滿動力。無精打采的人，通常心情也不好。「回想最近開心的狀態」，透過回憶讓大腦沉浸在當時的情緒裡。心情滿足了，對生活的滿意度增加，就能過得充實。

寫下你的快樂時刻

想像你腦海中的畫面，盡可能地詳細，描述出你最近開心的情境：包括當時的人、事、時、地、物。例如：我昨天下午下班，約3點鐘的時候跟我好友XXX在喜歡的甜點店吃下午茶。當時XXX講了一件事情，讓我覺得好笑到不行。我清楚記得那時候桌上的〇〇口味蛋糕很好吃，正好吃了一半。咖啡還是熱的。當我大笑的時候，我特別注意到好友XXX也笑到擦眼淚，那個畫面就像照片一樣，讓我印象深刻。

➤ 試著寫下來吧：

人：＿＿＿＿＿＿＿＿＿＿＿＿＿＿＿＿＿＿＿＿＿＿＿
＿＿＿＿＿＿＿＿＿＿＿＿＿＿＿＿＿＿＿＿＿＿＿

事：＿＿＿＿＿＿＿＿＿＿＿＿＿＿＿＿＿＿＿＿＿＿＿
＿＿＿＿＿＿＿＿＿＿＿＿＿＿＿＿＿＿＿＿＿＿＿

時：＿＿＿＿＿＿＿＿＿＿＿＿＿＿＿＿＿＿＿＿＿＿＿
＿＿＿＿＿＿＿＿＿＿＿＿＿＿＿＿＿＿＿＿＿＿＿

地：＿＿＿＿＿＿＿＿＿＿＿＿＿＿＿＿＿＿＿＿＿＿＿
＿＿＿＿＿＿＿＿＿＿＿＿＿＿＿＿＿＿＿＿＿＿＿

物：＿＿＿＿＿＿＿＿＿＿＿＿＿＿＿＿＿＿＿＿＿＿＿
＿＿＿＿＿＿＿＿＿＿＿＿＿＿＿＿＿＿＿＿＿＿＿

畫出你的快樂時刻

如果當時你有一台相機，試著拍下你當時最有印象的一個畫面，一個小物，一個片段。想像有一個放大鏡，找出最細節的部分。

➤ **把這些畫面畫出來吧：**

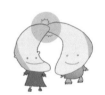

面對面，約你的閨蜜出來談一談！

人跟人之間除了心靈交流及社會互動外，還有「生理交流」：透過身體發散的費洛蒙，經由空氣傳播來進行訊息交換。這種交流非常微妙，卻能產生重要影響。同樣一句話，透過網路跟透過電話，甚至面對面交談，結果卻會截然不同。能講上話的，就「面對面」說。能打電話的，就不要用簡訊。加強「人」的連結，能讓我們減少孤單感。

過去一週，能達到面對面深層溝通，講話講到心坎裡的，是誰呢？是哪一次？什麼場合，什麼樣的心情下可以有這種真誠的溝通呢？

➤ **試著描述一下吧：**

_____

_____

_____

_____

運動向度

起身動一動，讓頭頸鬆一下

久坐辦公室，缺乏運動，容易造成肩頸僵硬、疼痛。適時伸展，能減緩不適。依照下列步驟，試著做看看吧！

➤ **在圖上直接用筆標列出頭頸部常見的疼痛點：**

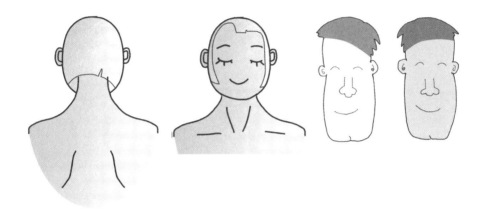

向前後左右四個方向伸展頸部，肩膀放鬆。

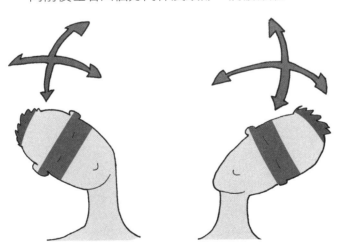

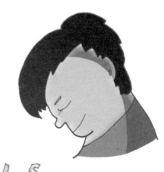

🦾 BODY CUE

伸展感受，動動你的肩頸

　　隨著各個方向，感受肩頸伸展的張力。

▶ **緩慢地讀秒，每個方向，從1數到10。**

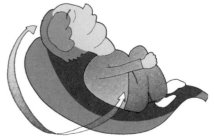

🦾 BODY CUE

轉移注意力

　　將注意力轉移倒數字，練習轉念。感受自己的平衡感。

- 平衡感分成靜態平衡跟動態平衡：隨著頭部擺動，將「念」放在動平衡。靜止時，將「念」轉移到靜平衡。
- 另一種分法是平衡分為眼睛（視覺）平衡跟耳朵（半規管）平衡。閉上眼睛時，失去視覺平衡，感受不同的差異。

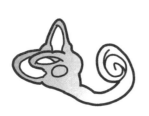 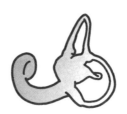 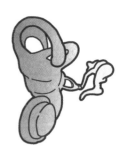

- 眼睛閉上，感受肌肉張力，身體其他部位放鬆。
- 挑選適合自己徹底放鬆的情境，避免受到打擾，早中晚各練習一個循環。每個循環約5分鐘。

🦾 BODY CUE

感受體氣的輪轉

　　將注意力分別專注在身體不同位置，透過「念」的轉移，感受體內「氣」的輪轉。

1. 神經系統遍布全身，好似一張綿密的網路，控制全身內外各個器官。這條神經鏈傳遞訊號的方式，好像接力賽般一波一波傳遞下去，同時身體也會有對應的感覺。

2. 靜下心來，感受身體的律動，搭配呼吸，你會發現「氣」的運轉。要讓這種感覺明顯，首先要集中注意力、徹底放鬆、屏除雜念。想像身體有一股流動的「氣」，在周身上下循環。掌握要點，就能愈來愈熟練。

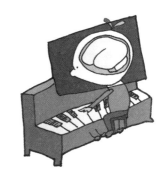

延伸想像力的小知識

　　從醫學生理上來說，皮膚是面積最大的感覺器官。而皮下的感覺細胞，分別有：溫度覺、重壓力覺、觸覺、痛覺跟本體感覺等，由不同神經細胞負責。關注身上不同感覺的微小差異，搭配神經生理的知識，更了解自己的身體，並藉此一窺身心靈的奧祕。

➤ **你覺得這些器官像什麼？**

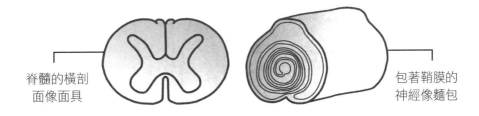

脊髓的橫剖面像面具　　　　　　　　　　　　包著鞘膜的神經像麵包

活動向度

整個城市都是我的咖啡館

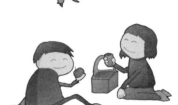

● 外出郊遊，替自己規劃一個小旅行。一人前往或結伴同行，都將是一次新奇的體驗。

● 郊遊不必求遠。就從一個下午可以到達的地方開始吧！隨意選定近郊的郊遊地點，時間到就折返。這次到不了，下次可以再去。旅途樂趣在於過程，而不是結果。

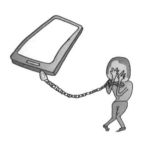

● 要不要帶手機呢？也許你從未想過這問題。試著將手機放進捷運站的置物箱內，憑著先前查過的資訊前往目的地。幾個小時也好，讓自己脫離手機的束縛。真不放心，就規劃一小時以內的路程。總之，讓自己的手機也放個假。

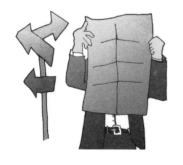

● 郊遊不用黃道吉日，不必花大錢投宿。想到就走，無拘無束。時間不夠，就規畫短一點的時間。天氣不佳？雨天也許更好，能看到不同的景致。

● 走不同的路線，看不同的人。我們固定走同條路線上班，是為了有效率抵達目的地。但當我們轉換成「郊遊」的心情，可嘗試走不同的路線，看不同的人。

〈 飲食向度 〉

敲碗喊餓，給我 FOOD！

● 食器碗筷Tips：少用免洗餐具，挑選一套專屬的餐具吧！

● 把吃早餐當做每天第一件重要的事：把飲料倒進自己的杯子喝，把食
　物裝在碗盤裡。

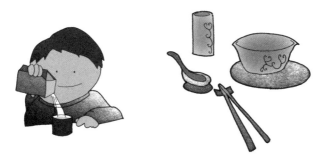

重視你每天吃入口的東西，以及所使用的器具。嘴唇碰觸到的碗、
筷、匙、杯，當做是「每日會親吻數次」的戀人，仔細看看並整理這
些用具！

● 好的餐具能提振精神，也讓大腦認為「食物變好吃」。

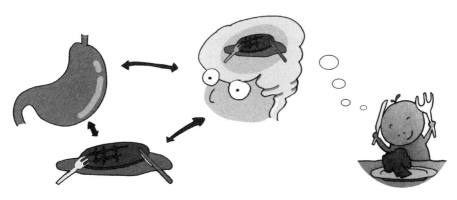

➤ **試著大略以圖畫或文字描繪出你經常使用的器具：**

	碗	筷	匙	杯
最常使用				
次常使用				
第三 經常使用				
材質（瓷／陶 ／玻璃塑膠）				
新舊				
每天 使用次數				
每天 清洗次數				
購入價格				

延伸想像力的小知識

　　飽足感來自於大腦的滿足度。大腦愈滿足，愈不容易飲食過量。減重第一要訓練大腦，而非胃袋。若自己動手製作食物，或者用心考慮，大腦會提早進入對食物的滿意狀態。準備食物、等待過程中的香味、聽見食物煎煮的聲音，都是滿足的訊號，能餵飽大腦的絕非只有味蕾。

➤ 試著在下表填入你的餐飲：

	準備食物的時間（分鐘）	吃東西的時間	餐具	飽足度（1-10）
今天早餐				
今天午餐				
今天晚餐				
第一週				
第二週				

● 仔細挑選一個每天都會使用的，自己專屬的碗。用餐後仔細清洗，把每個步驟養成固定習慣，這能協助我們穩定內在情緒。

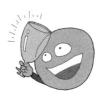

1. 找個專屬的位置，拿出你最常用的餐具，仔細地清洗。

2. 從前你只花10秒鐘沖洗，現在試著花3分鐘好好洗乾淨。

3. 仔細觀察餐具上的刮痕、缺陷與種種使用過的痕跡。

4. 用乾淨的布擦乾，擦乾後的餐具放置在乾淨的平台上。

5. 把清洗的步驟記下來，化為一種儀式。藉此讓心情平靜。

　　各種過程可以化繁為簡，但不可省略。日復一日，從第一天、第一週到本篇結束，看看會有什麼新發現與不同處。

● 將這習慣逐漸推展到杯、碗、盤、筷。我們需要外在的某些事物來代表自己：工作、頭銜、價值觀等。而食具也代表某部分的自我認同。沒有人希望自己是用過即丟的免洗餐具，是吧？追求健康飲食，從準備食具開始。

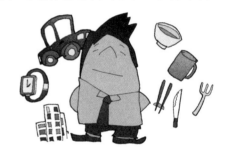

🙂 MOOD CUE

從外在看見內在心境

　　注意你的餐具，是否都有共同點，都有你所欣賞跟著重的重要特質？這是否影響你挑手機、手表、首飾或服裝？外在的物質往往顯示內在特色，若這些是你所愛、所選，那麼，又是在什麼情境之下，當初會選擇他們呢？

▶ **現在，還是當時的心境嗎？**

藝術向度

大藝術家的手指有多長？

- 挑選順手好寫的筆，方便可得的
  紙，還有一把有刻度的尺。趁此機
  會把斷水的原子筆丟了吧！除非你
  能修好它，否則以後不會再用的。

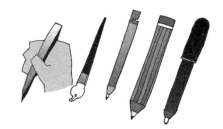

ART CUE

5 分鐘的創作練習

　　接下來的每篇練習，皆有不同程度的藝術創作。藉由這種創作，可以反映出我們內心的狀態。找個安靜不受打擾的一小塊方桌，擺設你將來可能需要的紙筆。安排5分鐘不受打擾的時段。每日每日累積小篇幅創作，當你回顧，可以看到變化的軌跡。不單單是創作畫面的視覺印象，還有一段時間以來的心路歷程。如何觀察自己的創作，加以闡述跟口頭補充，是將來各篇藝術創作著重的部分。

➤ **練習徒手畫直線，不要用尺。盡可能地畫出很直的直線：**

◎ 範例：────────────────────────

　　仿照上圖，直接在下方空白處畫線。畫滿之後，可以添加，畫上垂直線條，也可以畫斜的直線，重點是要「直」。可另外拿出白紙，在紙上畫出更長的直線。

ART CUE

畫出食指的長度

▶ **想像食指的長度，畫出同長度的直線：**

伸出食指，兩相比較。依此類推，例如每個手指或腳趾。

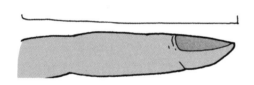

左手大拇指（可任意替換）
右手無名指
左腳小趾
右腳食指

▶ **依序練習畫出1厘米、5厘米、10厘米長度的直線。然後使用直尺上的刻度，兩相比較。**

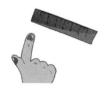

🫁 BODY CUE

重新認識自己的身體

　　我們經常由於太熟悉自己的身體，反而疏於照顧。對自己的身體存在著過度想像：「我應該膽固醇不高」、「我體能應該還好」，不知道常年的小病小痛原來跟身體有直接關係。過去，我們只透過身高、體重、體脂肪來了解自己的身體。透過實際測量身體部分，例如手指腳趾，是重新認識自己身體的方式。

➤ 猜猜右手食指的第一指節有幾公分長呢？畫出來吧！

- 透過實際測量與計算，你可以從全新角度理解自己。
- 你的眼睛多大？睫毛多長？
- 你雙手展開的距離多寬？你跨一大步的步伐多遠？
- 過去一個禮拜你走了幾公里幾萬步？過去一年你最遠到哪個地方？

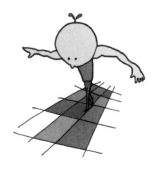

CHAPTER 02

增加感受力，
讓大腦領會快樂

我們需要給大腦一些暗示：關於快樂、自信、光明的暗示。這種暗示可能是一個場景，可能是一個畫面，也可能是一段腦海中的旋律、一個你喜歡的味道。利用各種不同的大腦刺激，加深印象，產生正面的能量。

◆ 仔細回想，看見細緻的世界

　　一個醫生太太來到我的門診。她先生是腸胃內科醫生，由於隔「科」如隔山，於是經由轉介，專程來我這邊看失眠，目前治療效果良好。

　　「醫生，我最近容易感到很挫折。」由於失眠改善，她的治療主題開展到心理層面。

　　「你是指哪些事情？」

　　「我覺得一事無成，沒有成就感。照顧孩子、操勞家事，我自認做得還不錯。但既沒有自己的事業，又沒有才華，愈想愈空虛的感覺。真想做些什麼事情，又遭遇失敗，覺得很挫折。」

回想一下你最開心的時候

　　相對於上一篇的職業婦女曉君，這位醫生太太是進階版本：她生活無虞，更無需費心打理家庭或工作瑣事。內在的空虛來自於生命的本質，對存在意義的抽象內在需求。這沒有分數可打，也沒有成績可以當作目標。一般民眾忙於柴米油鹽，年老時生活安定看似可以追求心靈富足，卻被迫專注在身體健康上。因此不是每一位民眾都能有餘裕專注在這個層次的心靈需求。然而這種生命抽象本質的內在需求，是心靈的核心。很抽象，很難懂，很難觸及。於是我利用一些簡單的方法引導：

　　「在你腦海中，你最開心的階段是什麼時候呢？」我請她閉上雙眼，仔細地回想一下。

　　「我最開心的，是度蜜月時到日本賞櫻花。美麗的景象，彷彿閉上眼睛就能在腦海中看見。」

「你試著多回想一下，那天是上午還是下午？天氣如何？周圍有什麼聲音？你當時在做什麼？如果那個畫面好比照片，你會怎麼描述這張照片的樣子？」

「那天是剛吃完午餐，我跟先生在河邊散步，天氣有些涼。清風拂過，粉紅色的花瓣紛紛被吹落。其中一片落在我頭髮上，我先生替我撿起這片花瓣，放在我手心。」

「很好，你用力記住這個畫面。以後只要你想到這個畫面，就會感到放鬆跟開心的感覺。」

給大腦暗示，產生正面能量

「這樣就能減少挫折感嗎？」她張開眼睛問。

「生活中總是有大大小小的事，不能盡如人意。若是注意力集中在煩惱跟挫折，會加深大腦自我暗示的印象。久而久之，會形成自動化思考。悲觀的愈悲觀，負面的愈負面，心情自然好不起來。」

「也對，我發現我太過於習慣負面思考。」她點點頭。

「所以我們需要給大腦一些暗示：關於快樂、自信、光明的暗示。這種暗示可能是一個場景，可能是一個畫面，也可能是一段腦海中的旋律、一個你喜歡的味道。利用各種不同的大腦刺激，例如視覺、聽覺、嗅覺、味覺、觸覺等，加深印象，就能產生正面的能量。」

透過記帳給自己一些期待

「可是我覺得生活一成不變，老實說快樂的成分好像也沒那麼多。就是懶懶累累的，提不起勁。從前有興趣的事情，好比看電視，現在是電視看我，不是我看電視呢！」

「生活中總有柴米油鹽吧？例如消費記帳。」

「消費記帳？是指日常生活中的記帳嗎？我不曾做過這些。」

「記帳的重點不只是金錢數目的控管。有時候也能當做日記，記錄日常點點滴滴。規畫下一週、下個月想買的東西，或者存一筆錢替自己買個好禮物，也算是對自我未來的規畫。可以試試。」

「是嗎？我不太知道日記要寫些什麼。」

「傳統上日記都寫些心得啊什麼的，也不是每個人都愛寫。但記帳就不同啦，可以回顧自己的大筆支出，不必耗神在細節。同時可以規畫未來的支出，填補想像中的美好。大腦透過想像美好的練習，強化好的自我暗示，自然容易夢想成真。」

存一筆錢滿足自己的慾望

「還是感覺有些困難。」她遲疑地說。

「你有沒有想買的東西？」

「我老早就想買一雙好看的名牌鞋，黑色漆皮亮面，矮跟的。只不過那適合上班族穿，我現在是家庭主婦，沒場合可以穿，所以一直沒買。」

「如果你可以買這雙鞋，你打算存錢存多久呢？發揮想像力，想像一下。」

「如果是我自己存錢，大約要存3個月。」

「那好，你每個禮拜，在記帳日記本上頭回顧自己的存錢進度，以及自己的購買意願。隨著時間推進，你可以感受一下期待跟愉快的感覺。」

讓美好旋律帶給你好心情

「好，我願意試試。不過醫生你剛才提到，不只是買東西，也可以用音樂、旋律來產生正面印象，是嗎？」

「是啊，我們來練習一段旋律好了。」我拿出一張空白的紙，畫上五

線譜。

　　她急忙地搖搖頭說：「我不會音樂，不會畫音樂符號，也不會看、不會唱哪！」

「別急，現在不是音樂課。你隨意地畫上音符，正確不正確都無妨。你先想一段曲調，然後隨意畫上。」

「我不會畫啊……」儘管如此，她還是在五線譜上畫了幾個白圈圈、幾個黑圈圈。在我的鼓勵下，她還畫上了三角形跟驚嘆號。

「試著在上面隨意地塗色。」我從抽屜中拿出一盒蠟筆，放到桌上。

　　她拿蠟筆，認真地著上顏色。

「不錯啊，用手機把這個畫面拍下，存起來。以後你看到這張照片、想到這段旋律、想到今天聊的內容，應該可以帶給你一些能量。」

「是嗎？我彷彿好像也領悟到小小的心得了呢！」最後醫生娘帶著開心的微笑離開。

　　心靈能量，說來抽象，請你跟著本書的五大向度。做，就對了！

心理向度

展開想像力的翅膀，用五感領略周圍

視覺：在一個舒適的情境中，拍下印象深刻的照片。

　　告訴自己：「以後每當我看到這張照片，心情就會沉澱、安定，充滿力量。」閉上眼睛，在腦海中模擬「看到」這張照片的感覺，加深印象。

◎ 範例：

- 有次我到日本京都賞櫻。當日櫻雪繽紛，花瓣緩緩飄下。在台灣工作壓力的焦慮、緊張都緩和下來。
- 我為了要記住這個感覺，於是張開手掌，一片櫻花瓣順勢落在掌心。
- 拿出相機，拍下掌心的櫻花瓣。告訴自己：「我要記住站在這片櫻花海中的舒適感覺。」
- 以後每當我看到這張照片，就要喚醒這種感覺，讓我的焦慮驅散、重現力量。

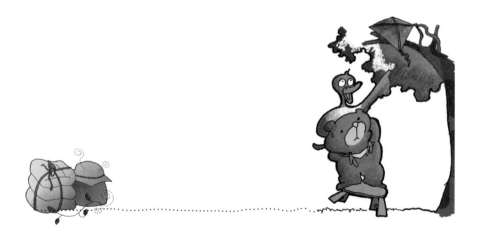

聽覺：一句話、一首歌、一段旋律。在心中反覆默念，用聽覺印象使感受更深刻。

錄一段話，或哼一段曲子給自己。
也可請某位你信賴的親友，替你錄製這段簡短的「聽覺暗示」。

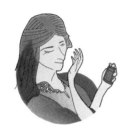

嗅覺：依循上述自我激勵的心理暗示原則。

可挑選適合的香水、精油或具有喜愛味道的物品，加以自我暗示。

味覺：食物、飲料，或簡單的零食，用味覺搭配信念來增加感受。

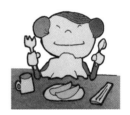

體感覺：簡單如穿戴物，增加身體感覺。

我見過有人讀書時戴上運動頭帶，藉此增強集中力。
● 某些漫畫中的考生也在額頭繫上頭帶，寫著「必勝」來增強底氣。

換上自己的幸運首飾如項鍊、手鐲等。
● 透過心理暗示，讓自己今天充滿好心情。

前陣子流行的鈦、磁石手鍊。
● 科學效果未有定論，但可藉由心理暗示，增強自信。

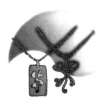

甩手踢腿動一動

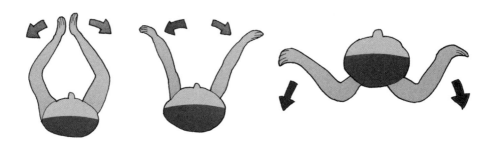

　　找一個適當的場所,雙腳與肩同寬,抬頭挺胸。雙臂繞環(如上圖),做出蛙式的手部動作。可運動到手臂及肩頸肌肉,減少久盯螢幕造成的肌肉僵硬及痠痛。

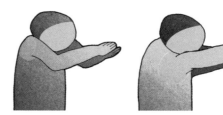

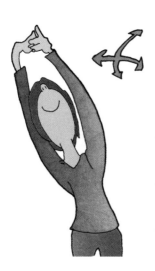

　　次數從30下開始,手痠就可放下。初期需適當休息,避免拉傷。依體能進步程度逐漸增加次數。

　　角度可變化(如左圖),鍛鍊不同區域的肌肉。

　　配搭呼吸。手伸出時吸氣,收回時呼氣。收回時將手掌平貼大腿兩側。

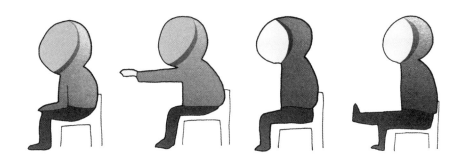

　　小腿拉筋。坐姿時小腿前踢，腳跟向前頂出。試著支撐5秒，適度拉筋。

　　記錄自己的體能、柔軟度等量化數據。透過紀錄能夠清楚看到自己的進步以及未來體能計劃。每天完成一小階段，就會逐漸進步。

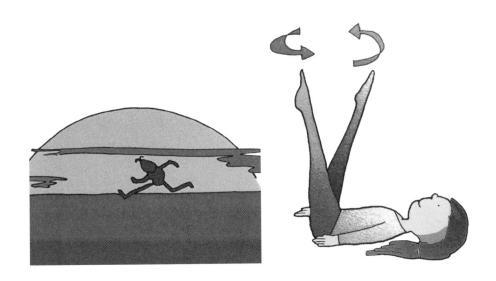

到小公園心靈寫生

● 感受空氣：

視覺：用眼觀察空氣的透明度、光線折射、雲彩的顏色、光影與空氣的關係。

嗅覺：深呼吸、淺呼吸、快慢呼吸，邊走路邊呼吸、靜止時的呼吸，不同的呼吸，嗅出不同空氣的感覺。

聽覺：不同的空氣，是否會傳達出不同的聲音呢？聽聽周遭環境的聲音，看在不同時段，不同澄澈的空氣，是否也會聽出不一樣的感覺？

觸覺：感受風跟空氣流動、凝結或停滯的感覺。利用皮膚觸感，感受空氣不同的密度。

● 以居所為圓心，尋找有綠意的休閒空間及各種不同的設施。在上班途中也不妨找找，是否有這樣的綠色空間。每天花5分鐘在這裡沉澱心情。

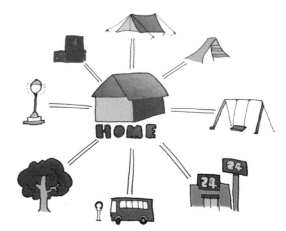

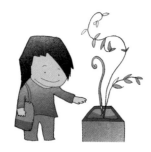

● 看看每天不同時刻裡，聚集在公園裡的人們。早上做運動的長輩，放學時稍微逗留的學生。

🧠 MIND CUE

將你的觀察記錄下來

➤ 觀察時間的推移，以及環境的變化：

早上：請記錄現在是幾點鐘、地點在哪、從你雙眼望去，你看到哪些人？哪些事物？哪些是你未曾注意過的？哪些是今天應該出現卻還沒看到的？

下午呢？晚上呢？

● 每天可以在這塊綠地周邊，來回繞走，當做運動，同時觀察四周。你將慢慢發現小小的不同。時間久了，也會發現四季更迭。

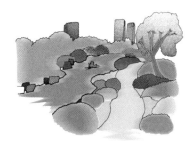

➤ 在表格中直接填入你預備觀察的地點，憑印象寫出 3 個時段的內容：

經過第一週接續幾天的觀察練習，再填入你看到的人事物內容。第二週依此類推。

	地點	你看到的人事物	未曾注意過的	今天沒出現的
今天早上				
今天下午				
今天晚上				
第一週				
第二週				

飲食向度

替清水撲上細緻彩妝

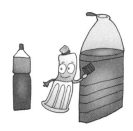

● 試喝不同礦泉水的味道。

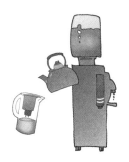

● 嘗試不同煮開水的方法。鍋燒、過濾、蒸餾、飲水機。

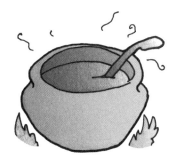

● 嘗試飲用不同水溫的水。比較60℃、70℃、80℃水溫的各別差異。

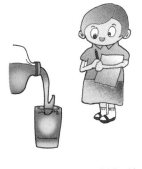

● 記錄每天飲水量，並記錄每種白開水的味道。

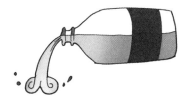

● 傾聽倒水的聲音、水流到容器的聲音、喝水的聲音。

手機創作，手眼並用

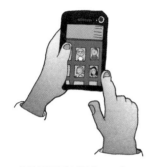

➤ 花些時間整理照片：從手機裡頭挑選最喜歡的 3 張照片，依步驟畫在框框裡。

● 先畫簡略版本，標記時間、地點、人物。
● 再畫臨摹版本，比對照片，畫出細節。
● 接著畫出「想像中的版本」：你希望這個
　地點換成哪裡？還有哪些人沒有加進來？
● 透過圖畫想像，你可以發現想去的地方，想見的人。規劃活動，試著
　去看看這些地方，拜訪這些人。

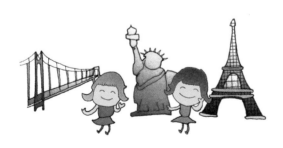

暫停一下，來個回顧練習

經過這兩次共四週的練習，是不是開始有點感覺了呢？針對每篇的核心概念，可利用接下來的表格，將五大層面一一回顧。每篇的核心概念近似，只是練習的內容有差異。核心概念較為抽象，先用具體的行動，一篇一篇練習，然後再推展到「念」的概念。

試著花一些時間，回顧並填寫下列表格。
可以將表格影印，附在每篇後面。
也可以另外準備小筆記本，直接將每篇的答案寫在上面。
最怕你「偷懶不寫」，若是如此，還是直接用筆寫在上頭吧！畢竟萬事起頭難，寫了第一篇，就比較容易繼續寫下去。

心理向度

➤ **透過回顧認識你的內心**

哪些是你從未有過的想法？	
哪些是你最直覺去做的項目？	
你覺得哪些項目最不可能做到？	
你第一個會想到誰並與他互動？	
你的情緒聯想是什麼？	

➤ **透過回顧重溫你的感覺**

哪些是你從未有過的想法？	
哪些是你最優先去做的項目？	
你覺得哪些項目最不可能做到？	
你第一個會想到誰並與他互動？	
你的體感覺聯想是什麼？	

活動向度

➤ **透過回顧強化互動經驗**

哪些是你從未有過的想法？	
哪些是你最優先去做的項目？	
你覺得哪些項目最難達成？	
你第一個會想到誰並與他互動？	
你的環境聯想是什麼？	

飲食向度

▶ **透過回顧品嘗飲食滋味**

哪些是你從未想過的層面?	
哪些是你最優先去做的項目?	
你覺得哪些項目最難達成?	
你第一個會想到誰並與他分享?	
你的攝食、吸收跟消化聯想是?	

藝術向度

▶ **透過回顧發掘創意源頭**

哪些是你從未做過的創作?	
哪些是你最滿意的項目?	
你覺得哪些項目最不拿手?	
你第一個會想到誰並與他互動?	
你的創意聯想是什麼?	

CHAPTER 03

探索內心，
解開過多的枷鎖

明明「超抗壓」乃至於「過度抗壓」，追根究底，自責愧疚的想
承受一切重擔。從觀察、記錄開始探索內心的地圖，利用正念引
導，讓你一步步打開過多的枷鎖。

◆ 找一張探索內心深處的地圖

「阿嬤跌倒了！」月伶幾乎是尖叫著。

【5分鐘前】

傍晚月伶在悶熱的廚房裡忙著，滿頭大汗。怕油煙飄到隔壁婆婆房間跟前頭客廳，她把廚房那道門緊閉著，只用對外窗通風。

「媽呢？」先生開門走進來，開冰箱找東西喝，隨口問著。

「她在隔壁房裡休息，你經過沒看？今早帶她去醫院，醫生說血壓有點高。」月伶彎著腰調整瓦斯爐開關，回頭瞄向邊桌上一大袋藥。

「醫生要她多走動，你多陪陪她啊。」

「晚餐吃什麼？」先生跳開話題，拿湯勺翻攪整鍋紅燒肉。

「媽愛吃的肥紅燒肉。」月伶記得20年前燉紅燒肉被婆婆說肉太瘦，乾柴不好吃。

「讓開讓開。」月伶擠開先生，繞過邊桌，抬著整鍋紅燒肉放到前頭客廳的餐桌上。「你們兩個去叫阿嬤過來吃飯！」她提醒窩在沙發上滑手機的兒子、女兒，要他倆在晚餐前把高中制服換下。

「喔。」兒子、女兒同聲答應著，身體象徵性挪動2厘米，視線依舊盯著手機螢幕。先生拿著馬克杯走過來在沙發坐下，伸手要拿遙控器。

「CINDY呢？」先生問。

「剛才說去買東西，應該是去打電話吧。」月伶已懶得在心裡嘀咕外勞的廚藝，總不對阿嬤口味。順手拉開圍裙擱在椅背，走進房間叫婆婆吃飯。

沒有人怪你，但你自責

【急診室外】

「醫生說媽腦部掃描、骨頭X光沒事，別擔心。」先生說完就到另一頭抽煙。

「這不是你的錯，別想太多。」先生的大姐看過阿嬤，安慰月伶後又匆匆離開。

「你平常已經夠辛苦了，沒有人會怪你。」先生的二姐急忙趕來，沒有苛責。

月伶呆坐在急診室外的台階地上，膝上捧著女兒從家裡裝來的紅燒肉便當。「我一定是抗壓力不夠才會這樣。」她這麼想著。

正念引導，讓你打開枷鎖

【3天後】

「我想怎麼才離開一下就發生這種事情呢？我根本沒辦法啊～～」月伶沒有流淚，但哀愁的神情讓眉心揪出明顯的痕跡。

「你不是抗壓性太低，反而是抗壓性太高，才會這樣。」我告訴她。

「什麼？」她抬起頭。

「你抗壓性太好，忍人所不能忍，一肩挑起全家大小事。旁人插不上手、幫不上忙，你又一把搶著做，旁人樂得輕鬆。最後你反而被自己孤立，變成唯一的拯救者——總試圖拯救這整個家庭。」

「是嗎？是這樣嗎？我做錯了嗎？那麼多年來，難道不應該這樣嗎？」她又進入負向思考的迴圈，然後試圖用理性開脫。「這是我身為媳婦應該做的責任。我不做，誰來做呢？對吧！」

看她想將勞煩的枷鎖放下，回頭卻又立刻戴上。放下、戴上，這枷鎖從來沒真正解下過。

月伶勞苦功高，一人扛全家，是典型「抗壓性過高」的壓抑型人格。明明「超抗壓」乃至於「過度抗壓」，月伶卻對於內在的心靈耗竭誤認為自己「抗壓性太低」。追根究柢，自責愧疚的想法是她承受一切重擔的心靈能量，能讓自己添加心靈柴火：燃燒自己、照亮別人；犧牲小我、完成大我。「如果不是做錯事，為什麼會感到這麼痛苦？一定是做錯了些什麼，才會如此痛苦的吧？」月伶的內心總是這麼想著。

　　於是我推薦她幾個生活中可行的事項，能逐步讓自己改變的正念引導實作：

心理向度

食物是心靈地圖的嚮導

製作飲食日記

吃是大事，卻經常被忙碌的上班族忽略。囫圇吞下的食物，恐怕大多是合成來的工業食品。要心靈養生，就要注重吃的細節。第一步，就從製作飲食日記開始。這本日記，不是流水帳，鉅細靡遺地記錄每一餐、每一口食物。而是每日固定花個10分鐘，寫下「關於吃的聯想」。

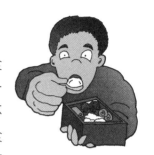

觀察食物的色、香、味

食物有外觀、香氣、味道。試著閉上眼，想像每種食物的色、香、味，想像食物的溫度與口感。如果腦中空白一片，恐怕是平日沒有仔細注意的緣故。不然就是吃飯不專心，邊滑手機邊看電視，根本沒注意自己吃了哪些。大腦感受不到食物的「存在感」，吃了好似沒吃，容易愈吃愈多，實際的滿足感卻愈來愈低，不知不覺就飲食過量，體重上升。

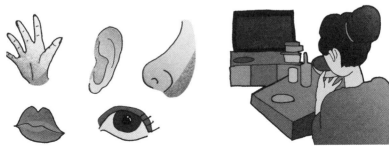

從產地到餐桌的回顧

　　從產地到餐桌，指的是「對食物本質的掌握」。你可曾想過，此時此刻的當季蔬果是什麼呢？如果不是當季食材，又如何能保存到現在呢？無關四季的工業食品，難道是真正新鮮營養的食物嗎？多多思考，不單可以增加腦中對食物的滿足度，你還可以吃得更健康。

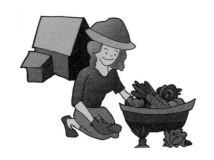 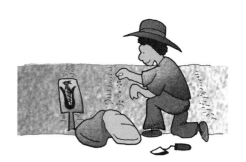

食物的情緒聯想

- 想像端上桌的食物，是否能激發自己任何愉悅或期待的心情？食物不該只是滿足味蕾、填飽胃部。食物應該有更高層次的心靈意涵，所以基督徒飯前要禱告，佛家勸世要珍惜食物。

　　米芝蓮三星級餐廳的特色，不單單在於食物本身的美味，而是其料理精神著重在「創造顧客獨特而豐富的享用經驗」。
- 即使是粗茶淡飯，只要我們能體察其中的情緒聯想，也能創造滿足的飲食經驗。

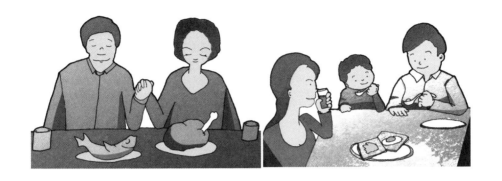

跟最常與你共餐的人聊聊

誰最常與你共餐呢？餐桌是家人情感交流的重要場所，過去許多家庭規定要圍坐一桌，等家人到齊才開飯。現在大家都忙，反而談話的時間少了，不然就是兩眼緊盯手機螢幕，各吃各的。吃飯時多跟共餐者聊聊，這是最佳聯絡彼此感情的時刻。

吐納甩手練武功

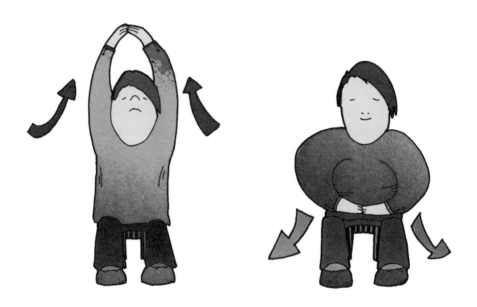

坐姿,背脊打直,吸氣時雙手上舉,吐氣時手放下。

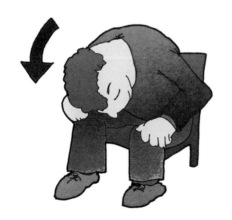

坐姿,腳掌貼地,向下彎腰,頸部自然低垂。

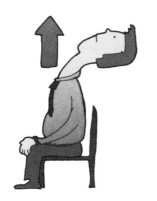

坐姿，頭向上看，背脊挺直，吸氣時腹部前凸。

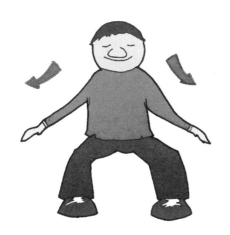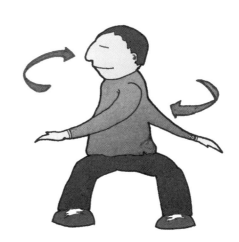

站姿，膝蓋半蹲，用腰部力量帶動甩手。

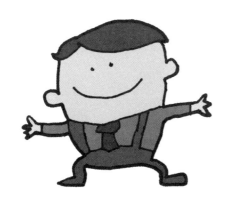

站姿，肩膀放鬆，讓手掌隨著扭腰動作，自然拍打軀幹。

63

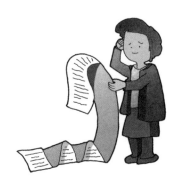

活動向度

加購一元，整個辦公室活起來

在公司團購食品，從日常消耗品開始，金額不要過大，讓參與者負擔小。

用團購打開話閘子

團購單就像點名單，可藉此認識新環境、新同事。

了解同事飲食喜好，例如只買零食不買食材，可知對方不煮飯燒菜。

從團購數量及內容可了解同事家庭成員。

透過收訂單，可了解單位有哪些同事，大家作息如何，以及團體內的互動情形。

把發起團購當成「推銷練習」，試著訓練膽量、評估對方需求、提升買氣。

團購的重點在於成員間的互動，不要因為任何成員不下訂單就跳過或排斥對方。

試著了解對方沒參加的原因及其他需求。

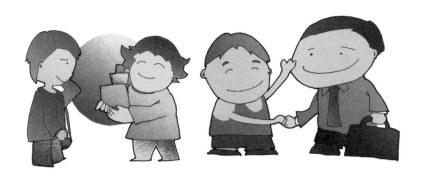

飲食向度

嗅香氳氳的秘境沉思

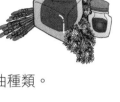

1.挑選適合自己的芳香精油。

● 重質不重量。

● 避免挑選氣味過於強烈的精油。

● 為避免對精油香氣的嗅覺鈍化，不定時更換精油種類。

2.找個舒適的角落點燃精油。

● 格外注意通風，避免一氧化碳中毒。

● 點燃處最好距離人體1.5公尺以上，氣味隱而未顯尤佳。

● 深層呼吸，徹底放鬆。

3.光線不要太刺眼。

● 若在室外，可戴墨鏡。

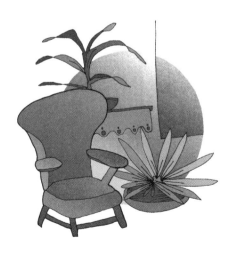

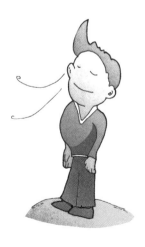

藝術向度

畫出一個關於自己的里程碑

挑選3種水果，分別代表自己的「個性」、「才能」、「理想」。

▶ 將 3 種水果的名稱寫在下方框框內：

	個性	才能	理想
水果名稱			

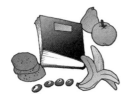

假設這3種水果是一個水果拼盤，挑選一個適合這個拼盤的幾何圖案，如圓形、三角形、多邊形等等。

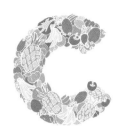

➤ **將此圖案畫在下方框框內：**

想像這盤水果有一個綜合的水果香味。

挑選能代表這香味的顏色，然後將上方框內選定的幾何圖案填滿。（不限定顏色，形式不拘。）

好了！你已經創造出代表自己的水果商標。將這獨一無二的圖樣記在心中，當你遇到困難時，想著這圖樣。它將帶給你力量！

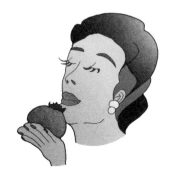

CHAPTER 04

認識自己，
成為更好的自己

杰森的負面能量讓他看誰都不順眼──因為在他們身上看到自己的影子。鏡子裡的胖子，就是杰森的倒影，映照出他自己的內心世界。能夠在內心跟自己和解、自我接納，確實地評估自己的狀態，才是重新成長、進行改變的第一步。

◆ 從別人身上發現自己

　　杰森很討厭同辦公室的那個胖子，討厭到時時刻刻注意那個胖子的一舉一動。

　　早上8點半杰森騎著摩托車在公司樓下找車位，遠遠看到同公司的胖子也戴著安全帽在停機車，使勁拖著機車尾巴，揮汗喬開一個空格。杰森正準備繞過他到巷子另一頭碰運氣。「杰森！」胖子在那頭朝自己喊著，老遠揮揮手，比著旁邊還有空間停車，一邊往公司大樓走去。

　　杰森看著胖子斜掛在手把上的安全帽，油膩膩的扣帶隨著微風飄啊飄。杰森在嘆完一口氣前，擠進狹窄縫隙把車停好。

　　剛要離開，杰森注意到胖子機車掛勾上的早餐。算是承他的情，於是替胖子將三明治跟大冰奶整袋拎進公司。

看不順眼的各種舉動

　　走過清新空調的挑高大廳，杰森按電梯上樓，試圖轉換心情讓今天更美好。「襄理早！」公司的玻璃門無聲滑開，櫃台小姐熱情道早安，順便交給杰森一個信封，說裡頭是員工體檢報告。

「應該跟去年一樣，一切正常吧！」杰森對櫃檯這麼說，又像是對自己說。

「襄理最近變瘦了喲！是有去健身房嗎？」

「沒有，這塊肥肉老甩不掉呢！」杰森在腰間捏出一團肉，大概三根指頭那麼厚。笑著對櫃台回敬：「你才瘦呢！」

　　杰森經過胖子旁，將早餐遞給他說：「喂！你忘了早餐。」

「啊～～謝謝謝謝……」胖子搔搔後腦勺，納悶剛才忘在哪兒了。

「別吃油膩的三明治，小小一塊，熱量超標。」

「是啊哈哈，方便嘛！今早睡遲了。」胖子右手拿著三明治大口咬，左手臂大力迴旋繞圈。

「你幹嘛？」杰森皺眉。

「運動啊！電視上說這樣可以促進血液循環。」

「你這不是運動，是抖動吧。」杰森決定不再搭理他，在自己位子坐下，推開滿桌的專案公文，準備好好詳讀體檢報告。

討厭的其實是自己的倒影

疑似大腸腫瘤，週三上午7點請到醫院報到檢查。

報告內容讓杰森瞬間凍結。

此後3個月，杰森按照醫師指示治療、運動、調整作息，過著養生保健的清修生活。然而午夜夢迴，杰森總擔心癌症復發，到浴室脫下衣服，看著鏡中自己的倒影，在鏡中彷彿看到胖子的倒影。

「喂！胖子，你那麼肥，怎麼得病的不是你呢？」杰森對鏡中的胖子抱怨。

「別說我了，你不是也經常吃燒烤嗎？不健康的食物，你也沒少吃啊。」胖子回敬他。

「我身材維持得還可以，哪像你！」

「可是你經常熬夜，又常喝醉。朋友聚會時的二手煙也沒少吸，這樣比我宅在家裡好多少？」

「我就是討厭你。」

「你討厭的是你自己吧！討厭自己身材不夠標準、討厭自己不受歡迎、討厭自己生病。你為什麼要那麼討厭自己呢？」

「……」

「試著接納自己，保持現在的運動跟養生，不是挺好的嗎？」

「……好吧，有道理。」

改變之前，先跟自己和解

杰森表面上非常討厭胖子，實際上是討厭自己。討厭自己不夠健美、不夠帥。不夠有錢、不夠有成就。杰森的負面能量讓他看誰都不順眼——因為在他們身上看到自己的影子。鏡子裡的胖子，就是杰森的倒影，映照出他自己的內心世界。若能夠在內心跟自己和解、自我接納，才是重新成長的第一步。

包括減肥，包括癌後養生，包括處世。

「繼續加油吧，別討厭胖子，更別討厭自己。」迷濛之間，胖子向杰森揮揮手——如杰森向鏡中的自己打氣加油。

心理向度

了解現況再設定目標

評估目前的體適能

有一種常見的幻想：「如果我更美麗，一切事情都會變好。」愛美是人的天性，健美體態象徵青春與活力，變美的願望存於每個人心中。確實地評估自己的生理狀態，是進行改變的第一步。

▶ 從想像到現實，若要透過努力達成目標，第一步就是要實際測量自己的體適能：

● 測量運動前後的心跳、血壓。
● 測量自己100米跑幾秒。
● 測量幾分鐘能跑1公里。

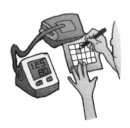

測量體態要有固定標準

「我體重夠輕了，但希望肚子能結實些。」以改善體態為目標，就需要建立客觀一致的標準。不然經過努力，卻無法評估進步的幅度，容易心生氣餒。希望肚子結實些，每天照鏡子評估是不夠的。因為照鏡子會受光線跟視線角度影響，且肚子也受當天飲食影響。過度專注於不客觀、不準確的評估，只會減少動機。

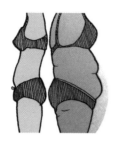

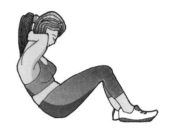

- 以「讓肚子結實」為例：
  （X）一直照鏡子。
  （O）記錄「每日仰臥起坐的次
  　　　數」。

- 想瘦小腿：
  （X）用看的。
  （O）用步行器記錄每日走路的
  　　　步數。

增強立刻執行的動機

　　減重最需要克服「無法堅持」、「減重動機下降」，需要小撇步來自我催眠大腦。

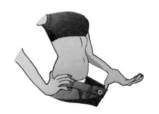

▶ **對大腦自我催眠、增強動機：**

- 張貼自我激勵的小紙條貼在冰箱上。
- 苗條女星的海報貼在牆上、手機頁面。

▶ **增加更多「動作暗示」，如實際的肌肉收縮、心跳加速等，增加催眠大腦的強度：**

- 能隨時進行的微小動作，達到最輕微的心理暗示。
- 告訴自己：「想減重嗎？願意就眨一下左眼！」

➤ 如果能強化成更複雜的動作更好

● 將「眨一下左眼」改成「臀部騰空5秒鐘」（腿部肌肉收縮）或「立刻到樓梯間往上走一層樓」（心跳加快）。
● 以「能立即執行」的生理訊號加深催眠大腦，增強動機。

做好情緒管理

　　熱量攝取降低，大腦會發出警告，身體開始緊繃，隨時準備抓捕獵物。情緒上緊發條，注意風吹草動。這是正常反應，但讓我們容易緊張、焦慮，影響工作與人際相處。情緒焦躁是減重計畫的絆腳石！

➤ 在減重計劃裡安排「情緒管理計畫」：

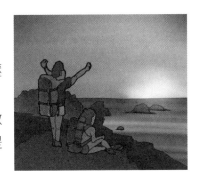

● 適時紓壓、準備錦囊妙計，讓自己在壓力大、易受挫的關鍵時刻可拿來用。
● 也許是一次小旅行、也許是一個自我激勵的小禮物。妥善因應情緒變化，能提高塑身計畫的成功率！

➤ 尋找同伴：

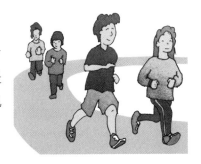

● 如果你每天定時到操場慢跑，很快就會發現一群固定的熟面孔。這些人將會是你塑身計劃的夥伴。不用彼此交談，也能是某種形式的合作關係。
● 多注意這群人，你會得到動機與力量！

運動向度

伸展四肢，感受自己的身體

▶ 照著插圖動一動

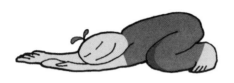

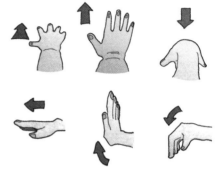

手臂打直前伸，手掌向上，然後
向下。

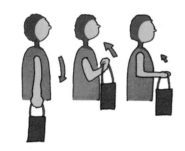

拎包包時將手肘靠緊軀幹，
手掌向上，肩膀放鬆。

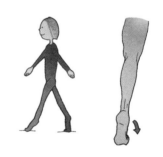

墊腳尖走20步路。

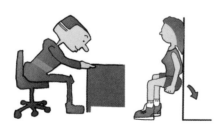

每次從椅上坐姿慢慢站起，
就是做一次深蹲。

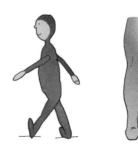

墊腳跟走20步路。

—┤ **活動向度** ├—

當半日紙上義工

　　上網尋找義工資訊，在蒐尋過程中，會有新的體悟。會發現原來周遭有很多機構值得關心。

➤ **可參考「台灣公益資訊中心」。**

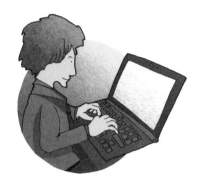

台灣公益資訊中心網站

➤ **挑選適合自己興趣專長及空閒時間的義工項目。**

　　若無法全程參加，可改為參與活動，看看義工們在做些什麼。

● 調整心態：雖沒支薪，仍以認真態度投入活動。

● 感受分享的愛與關懷。

● 收穫分享，比較當志工的感覺跟日常生活及工作態度有何不同。

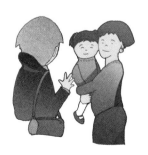
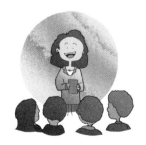
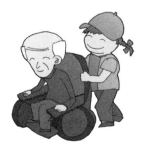

⟨ 飲食向度 ⟩

食補藥補，先把插圖看清楚

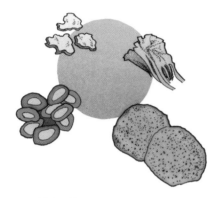

補氣藥方：四君子湯。
人蔘、白朮、茯苓、甘草

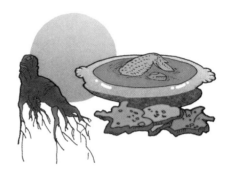

補血藥方：四物湯。
當歸、川芎、白芍、地黃

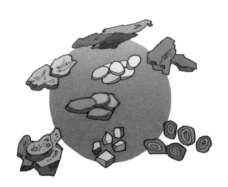

氣血雙補：八珍湯。
就是四君子湯＋四物湯。

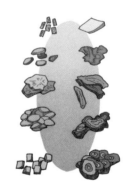

十全大補：
八珍湯＋黃耆、肉桂。

中藥方裡，十錢一兩，一斤十六兩。按照一台斤600公克計算，一錢
3.75公克。

服用中藥你需要知道

中藥材由於植物生長氣候緣故，絕大部分產於中國大陸，台灣本地幾乎無法生產。

台灣只少數生產如紅棗、當歸等，需特意尋找。

衛福部已成立「國家藥用植物園」，希望能開發技術，讓中藥材供應能在台灣扎根。

中藥材裡若殘留農藥或硫磺（增加賣相）甚至重金屬，對身體危害更大，不可不慎。

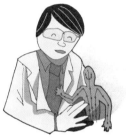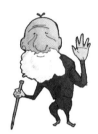

中藥調理講究配搭個人體質，求治者應加強「自我身體覺察」的描述能力，否則回診時無法向中醫師說明服藥後的身體反應。

先調整好生活作息。依此標準回答食量、消化、排便、排尿、睡眠等狀況，將之量化，如排尿頻率或睡眠時數。

描述質的變化，如排便成色、水稀狀或是否併發腹痛、嘔吐等。

月事不順，則需記錄週期、天數變化、血量（以衛生棉片數描述）等等。

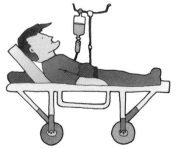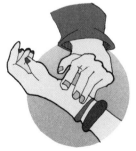

藝術向度

隨筆就是要亂畫啊，不然要幹嘛

- 整理書桌，整理同時，將每個抽屜分類，讓擺放的物品更整齊、更有效率。

- 找一支順手的筆，準備用這支筆畫完這本書。

- 如果擔心畫不好，準備一個抽屜，專門用來放自己的塗鴉草稿。

- 如果要將畫圖的筆隨身帶著走，怎麼放會最合適呢？出席不同場合時，包包換來換去，要怎麼帶著這支筆出門呢？

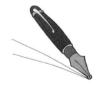

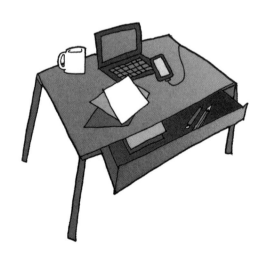

➤ 每天在本頁空白處隨意塗鴉，用兩週時間逐漸將整頁塗滿！

CHAPTER 05

卸下心防，
汲取新的能量

強悍是她的保護「殼」，柔軟的內在若輕易示人，容易內傷。但待在殼內久了，要探出頭就變得充滿猜疑擔憂，無法坦然接受建議與協助。重新體驗對新鮮事物熱烈、期待且投入的心情，從生活中提取能量給予心靈滋養，能漸漸卸下心防，總是好的。

◆ 跟著世界脈動，探索新鮮事

　　一台晶黑閃亮的賓士休旅車從街角轉彎快速駛來，急停在診所外，碩大的車輪鋼圈在陽光下顯得耀眼。駕駛座的車門打開，漆黑玻璃後方走出一位打扮樸素，運動裝扮的女士。

　　「我以前是做訂製洋裝的。景氣好的時候，一天收現金幾十萬都算少！」坐在診間的她難掩得意。「當時我腦袋多靈光啊，全部客人的身材尺寸，只要見到面，我就能背誦出來，一清二楚。」她比劃著手勢，上頭沒戴任何戒指。

　　「每天從早忙到晚，哪裡有空休息？」才43歲，她雲鬢已生。

　　「誰來幫我？還不是我一個人忙。」

　　「講到賺錢啊，被朋友倒光，沒用。那幾年身體不好，到處看醫生花了不少。」她搥搥膝蓋肩膀，好似用手搥走各種疼痛，關節痛、神經痛、檢查吃藥好不了的痛。醫院總是在做完掃描跟抽血之後告訴她：「正常退化。」

覺得日子無聊，提不起勁

　　「生活，就是賺錢啊。我不買什麼東西，反正吃得下、睡得著，我就很慶幸了。」回頭，她還是要吃藥才睡得著。

　　「每天過的日子說實在話，很無聊。現在沒做生意，整天閒閒，我也不知道能做什麼。整天看韓劇，累到睡著，常有的事。」

　　「我不缺吃穿，哪會有什麼煩惱。就是日子過得很無聊，不想動。想睡睡不著，想要運動又提不起勁。消化還可以，沒什麼特別想吃的。家人說有好吃的餐廳，帶我去，吃起來也普通。」她自嘲地捏捏腰，笑說自己這樣還是沒瘦。言談間仍有當年意氣風發的豪邁，但消磨氣

短，精神是大不如前。

我告訴她要多注重生活養生，她說已經吃得夠清淡。

我告訴她要放輕鬆，她說從來不知道什麼叫做輕鬆。

我告訴她要看開一點，她說早已看開就是覺得日子無聊。

一來一回間，她彷彿回到當年生意沙場的討價還價。我是賣方，她是買方。無論如何，重回戰場的士兵絕不能輕易認輸。

走出保護殼需要一段時間

醫師要推銷身心靈健康概念，面對這沙場老兵，不是簡單容易的事。強悍是她的保護「殼」，柔軟的內在若輕易示人，容易內傷。豪邁大方的氣度神色裡，層層包裹著一閃而逝的落寞。初次見面還不熟，即使是醫師也要對這厚實的保護殼給予尊重，先讓這殼靜一會兒。若輕率地展開心靈解剖，怕只看到血淋淋的內在，已非原來樣貌。於是你來我往，這頭像套招般地給些建議，她那頭興致昂然地反駁著，一如過往的討價還價，在熟悉的保護殼中重溫她的過往快意。「當初我還沒結婚的時候，還很多大人物追求呢！」她終究講到這，從保護殼中冒出一點。「醫師你不懂啦！」離開前她笑道。

卸下心防，才能有所收穫

這位「賓士姐」是商場女強人，在生活中也是強勢主導。然而人生總有許多身不由己：你無法阻止年邁至親的離去、無法阻止歲月的流逝、無法坦然面對職場的必然離合。既無法抵擋身體老化，也無法面對大腦不再像年輕時那般電光靈活。內心因為種種的無奈，只能形成一層厚殼，至少能讓心情有個安身立命之處。待在殼內久了，要探出頭就變得充滿猜疑擔憂，無法坦然接受醫師的建議協助。於是我開了處方讓她回去照著做，給予心靈滋養，卸下心防。

心理向度

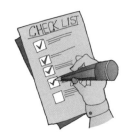

站上舞台中央，自己當主角

作息定時

　　要如何日子過的精彩，不會無聊呢？你會不會感到每天渾渾噩噩，耗費許多時間滑手機，卻感到浪費生命？其實，要讓日子過得充實精彩，需要適當轉移注意力——將注意力集中到眼前的事物上。如果能將每天作息明確規劃，不單提高效率，還能讓自己生活有目標。從每日的短期目標推展到每月每季的目標，就會感到充實而精彩。

重新體驗期待且投入的心情

　　「沒時間啊！更何況，一把老骨頭，玩不動了。」如果你這麼想，那總能參與活動，當個加油觀眾吧！重點不在於「重覆過去的興趣」，而在於「重新體驗當時熱烈、期待且投入的心情」。這個情緒經驗，將會是枯燥生活重要的強心針！

▶ **列出「過去曾感興趣」的清單：**

☐
☐
☐
☐
☐
☐
☐
☐

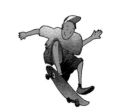

找出你一天做最長時間的事情

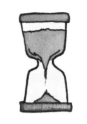

　　拿出之前所繪製的生活圓餅圖，找出「依實際時間長短分配」的那張，看看一天當中，佔自己時間最長的活動，到底是什麼。如果你覺得這活動值得花時間，那麼你可以更投入。相反地，若這活動簡直是浪費時間，那麼你應該省點用。許多人因為空虛無聊所以虛擲光陰，換來的反而是更多空虛無聊。既然如此，何不換個方向試試看？

加入值得期待的目標

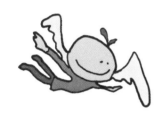

　　內心的充實或無聊都是種情緒，但往往混雜著不同的層次。從旁觀察在烈日下釣魚的人，百分之九十以上的時間都是枯坐等待。你問他「這不是很無聊嗎？」他會回答「一點也不」。因為他有期待、有目標，所以樂在其中，一點也不無聊。如果希望日子過得更充實，可以嘗試設定一個小小的目標，那怕這個目標只不過是「今天要準時下班」也行。

跟他人分享趣事

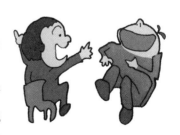

　　心靈內在的充實需要外在事物的填補。除非是深山簡居的隱士，否則要孤獨一人卻又心靈充實，非常困難。即使是小小螞蟻，在爬行時遇到同伴，總會觸角相碰，交換情報。人也具有這種生物特性。所以要多跟他人分享，做不同程度的情緒互動，如此能促進大腦活性，進而增加充實感。

運動向度

偷偷用力燃燒的核心肌群姿勢

在日常生活中練習下列幾個運動，鍛鍊你的核心肌群，燃燒脂肪、強化肌力。

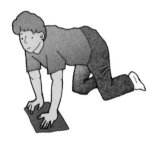

- 四肢著地，雙掌撐地。練習以這個方式趴在地上行進。
  拖地時也可順便練習：挑選一小塊需要仔細清潔的區域，以抹布擦地時，以此姿勢趴地，順便鍛鍊核心肌群。

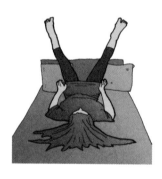

- 每天清晨醒來後，下床前，練習「抬腿運動」，或「屈膝＋腳朝向天花板踢出」。每次10下，然後換邊。

- 上班打電腦時，每5分鐘端正坐姿，緩慢地一邊吐氣一邊縮小腹，讓肚臍往後縮，鍛鍊腹橫肌。

- 躺臥時將下背撐起，臀部抬起，膝蓋呈90度，臀肌內收，維持10秒後放下。
  起床前短暫運動能減少姿勢性低血壓發生。

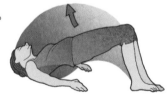

活動向度

捷運陌生站點給他坐好坐滿

挑選一條從未去過的捷運線「終點站」，試著搭到那邊做個小旅行吧！（新北投、淡水、蘆洲、迴龍、頂埔、南勢角、小碧潭、新店、動物園、象山、松山、南港展覽館）

- 以終點站為圓心，在附近的街道、社區走走。不要怕迷路，也不要依賴手機地圖。

  許多人從來沒踏出過台北市，趁著這機會，到新北市看看吧！
- 回程時，試看看能不能走路到前一站捷運站，再從此站搭回程班次。
- 回家後找出今天旅程的實際地圖，看看實際地點的距離、位置、東南西北等方位，跟自己閒逛當下的感受是不是一樣。
- 下次挑選另一條捷運線的終點站，嘗試不同的體驗。

  鐵道小旅行也是一種探險，在陌生的小站下車，附近走走。通常能看到意想不到的風景呢！

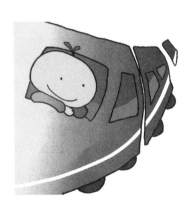

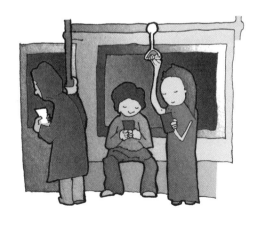

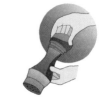

飲食向度

可以吃的香,是好香

- 嘗試自行種植香料植物:薄荷、迷迭香、月桂葉、飄香萬壽菊。
  試著種植小品盆栽,將香料植物應用在茶飲或烹飪中。
  若自行烹煮困難,可嘗試在外食料理中加入香料植物。例如:在青醬
  義大利麵中加入少許自行栽培的羅勒葉。

- 傳統台式料理的芫荽、九層塔亦屬於香料植物。

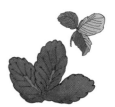

- 也可嘗試顆粒狀的黑胡椒、白胡椒。
  烹飪時現磨,可提升食材風味,減少味精使用。

- 進階版:自行磨製咖哩等。
  精神在於體會各地香料的不同,減少使用已調製好的成品,感受食物
  及香料原本的風味。

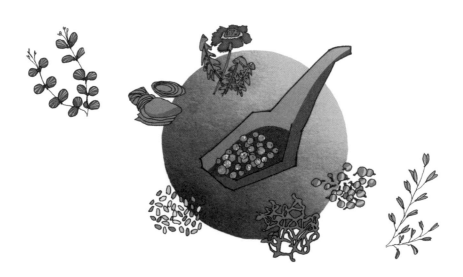

藝術向度

畫下心靈舞姿的曼陀羅

▶ 曼陀羅繪製步驟

1.以圓規在白紙上輕畫半徑不等，3至5個的同心圓。

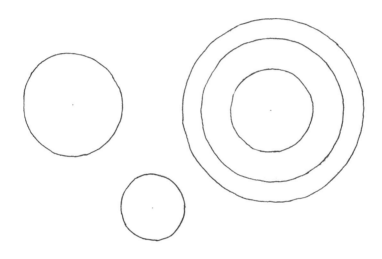

2.用橡皮擦將同心圓擦去，只留下淡淡痕跡。

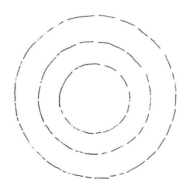

3.從最內圈開始，放射狀畫出幾何圖形。

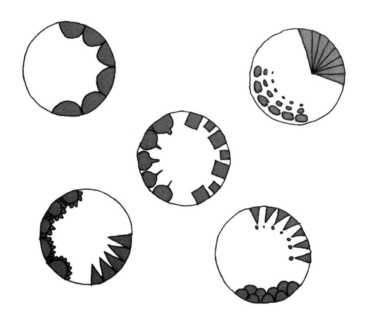

4.放空心靈，專心畫圖。可逐步增加複雜性及圓圈數量。

- 一邊旋轉畫紙，一邊畫。
- 由內而外，依序添加半圓、重疊半圓、三角形、火焰形等。
- 也可任意排列組合。
- 加入圓點或塗黑、加粗等裝飾。

CHAPTER 06

轉換角色，
面對自己的心情

誰不希望八面玲瓏，面面俱圓？然而這需要多少內心的衝折與妥協？要解決管理學生的問題，去找位老師，自己當學生。才能真正從學生的角度思考。要解決管理部屬的問題，找位願意指點的上司，自己當部屬。才能真正感受被引導的心領神會。轉換你的角色，也可以正視自己的心情。

❖ 情緒是指引我們的心靈舵手

　　佳芬是位國小老師，班上有個好學生叫做小瑞，常來找佳芬說話。
「老師、老師，每次領便當都要照學號從前面開始發，那我不是永遠
排不到前面嗎？」小瑞跑來找佳芬老師投訴，嘴嘟著老高。
「這沒辦法啊，不然我們換個方式，從後面開始發，好不好？」
「好吧。」

想顧全大局卻很難面面俱到

　　隔兩天，小瑞又跑來。「老師、老師，不對啊，我的號碼在中
間，所以我總是沒辦法第一個拿，為什麼領便當不能從中間號碼開始
呢？」
「沒辦法啊，這樣會很亂。小瑞乖，要聽話。」
「好吧。」小瑞帶著失望離開。

　　佳芬不想讓小瑞失望，但也沒辦法。隔壁班的阿海老師倒輕鬆，
便當送來從不清點，學生領取也不用排隊。大家一哄而上，能先搶的
就搶。有些女生肚子不餓，甚至不領。因此便當不會不夠，還經常會
多，讓食量大的男生分著吃。有那麼一次便當真的不夠了，阿海老師
還請那個沒拿到便當的同學吃炸雞排。這讓佳芬老師班上的學生羨慕
死了。

　　這天衛生股長檢查手帕衛生紙時，小瑞忘了登記，於是找佳芬老師
抗議。
「小瑞，沒登記到就不算喔，不然老師怎麼知道衛生股長登記的是不
是正確呢？」
「可是我明明有帶啊。」

「那衛生股長怎麼沒登記？」

「我剛好下課出去啊。」

「老師要公平，沒登記到的就不算。」

「可是我覺得不公平啊。」

「小瑞乖，要聽話。」

「好吧。」

　　小瑞離開時，眼神帶著失望。還有那麼一點點，不信任的眼神。佳芬老師感到困擾，甚至有些自我厭惡，不明白怎麼會變成這樣。下堂課又開始，只能收拾情緒，趕著上課。

不同的角度，有不同的結果

　　掃地時間，佳芬老師的班上要負責掃廁所。有人認真，有人打混。學務主任負責評比各班成績：只看廁所乾不乾淨，不看個別認不認真。成績出來，佳芬老師班上成績不佳，她感到很氣餒，也忍不住唸了全班同學一頓。

　　小瑞又來找老師了。

「老師，我明明打掃得很認真，為什麼還要被罵？」

「因為全校排名下來，我們班的成績不好啊。」

「那是因為有人偷懶，又不是我偷懶。」

「那也沒辦法。」

「老師你總是說沒辦法，那我該怎麼辦？」

「小瑞乖，聽話。」佳芬無法再照顧小瑞的心情，只能打發他走。此後，小瑞再也不來找老師了。

　　到底哪個才是正確的作法呢？是在意小瑞的個人公平，還是要優先從管理班級的角度下手？佳芬老師自己所在意的價值跟信念，面對工作跟學校主管的要求，又該怎麼做呢？

轉換角色，感受不同立場

當你看到這，在腦海中想像：你的角色是什麼？是像小瑞的學生角色，優先在意自己的正義與價值？還是像佳芬老師的角色，先著眼整體班級，在意制度跟管理上的規矩？

若是在工作場合，你的角色又是什麼呢？是主管嗎？還是部屬？

若在家庭中呢？你最常扮演的角色是孩子，還是父母？

也許，佳芬老師應該去找一位「老師的老師」，幫自己指引迷津。不然，角色轉換太過頻繁，容易顧此失彼，反而失去方向。誰不希望八面玲瓏，面面俱到？誰不希望滿足周遭的期待，自己也與有榮焉？然而這需要多少內心的衝折與妥協，需要吞下多少委屈與不滿？「凡事只能靠自己，不能靠別人」是一種與世隔絕的獨立，昂然驕傲的背後卻也同時阻斷他人的協助。

要解決管理學生的問題，要去找位老師，自己當學生。才能真正從學生的角度思考。

要解決管理部屬的問題，要找位願意指點的上司，自己當部屬。才能真正感受被引導的心領神會。

要解決管理孩子的問題，要找溫馨關懷的父母，自己當孩子。才能安心徜徉和煦的春暉。

在一來一往之中，在角色轉換之間，靠智慧磨練出心得，然後應用在生活裡。

➤ 寫出你所扮演的角色

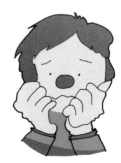

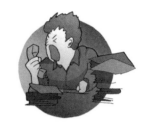

心理向度

小人退散，心平氣和每一天

生氣當發洩，日後反而更易怒

- 生氣發怒、心跳加速、血壓上升，氣到極點還有人會手腳發抖。把發飆當做發洩情緒，以為氣過了就沒事。研究顯示：
  1.習慣壓抑怒氣的人，不容易發飆。
  2.平常易怒亂罵的，反而會愈來愈容易走火失控。
  發脾氣實在不是一個處理情緒的好方法。反之，「壓抑怒氣」也要另尋方法化解，也不是一味壓抑隱忍。學習處理情緒，培養EQ，是現代人際相處的重要課題。

- 生氣發怒當手段，容易氣壞自己，效果也愈來愈差。
  現代社會分工細密，各司其職。遇到衝突，就要互相協調。總有人不講道理，用情緒來讓對方屈服，而不是用道理來說服。
  情緒化的語言、不理性的行為，把情緒當做與他人協調的手段。一開始有用，等到招式用老，別人不吃這套，只好加大力度，罵得更大聲。如此下去，終將技窮。以情緒脅迫他人，不是長久之計。

找尋讓自己生氣的價值觀來源

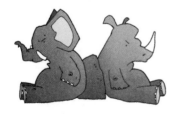

- 「我不是愛生氣，但看到那個同事整天混水摸魚，我看了就有氣。」
  你氣的是同事的所做所為，還是他的行為挑戰自己的價值觀？

● 假若你工作賣力卻不受重視，同時對逢迎拍馬之輩相當反感。
　到底是人家拍馬屁打擾到你了，還是因為自己受委屈而生氣呢？
　與其執著在別人的缺點，不如集中精神改善自己的困境。

到底在氣什麼呢？

有人整天抱怨經濟蕭條、政府失能。每晚按
時收看政論節目，對著電視比手劃腳，不然
就是跟旁人激動辯論。

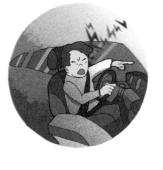

● 他真的是在抱怨國家大事嗎？説不定，他
　其實內心要表達的是：
「貸款壓力大，卻找不到另外賺錢的門路」
「想要給家人好一點的生活，卻心有餘而力
　不足」
● 看似抱怨國家大事，實則表達內心苦悶。既然如此，何不直接説呢？
　先搞清楚自己到底在氣什麼，有時反而容易讓旁人同理。

誰會在乎你的難過？誰最常聽你抱怨？

● 會在乎你的心情的人，往往是身邊的伴侶及家人。
　因為家人的包容，就肆無忌憚地不斷丟出情緒垃圾，最後會讓家人失
　去耐心。
● 有人開車上街，在駕駛座上東指西罵，説這個
　超車、那個違規。聽到的不是別人，是坐在旁
　邊的家屬。抱怨要適可而止，同時要感謝家人
　的聆聽與包容。

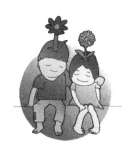

運動向度

心情是暴風雨，保持平衡就不會翻船

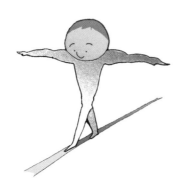

平展雙臂，把地磚的連接縫當成鋼索，想像自己走鋼索。換腳時前腳跟輕碰後腳趾。走約10米。

以上述行走方式，練習墊腳尖走5公尺。結束後換另個方式：將腳掌翹起，以腳跟行走，可鍛鍊小腿後方及前方肌肉。

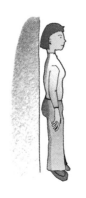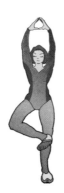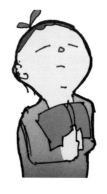

背靠牆面，距離5厘米。閉上眼睛，立正站好。試著以腳跟為軸心，輕輕地前後左右晃動。

金雞獨立：站穩後將右膝抬高，大腿與地面平行，10秒後換邊，練習3個循環。

閉上眼睛，沿著牆壁行走5米。伸出手指輕觸牆面，避免跌倒或撞到障礙物。結束後反向走回。

視覺佔平衡感很大部分，閉上眼睛後，平衡感依靠本體感覺。如果多加鍛鍊，能促進平衡感與肌肉協調。

┤ 活動向度 ├

見見網友，期待又怕受傷害

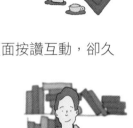

- 從認識但少見面的網友開始，安排見面的時機。
  例如過去的同事、朋友，只在LINE群組或臉書頁面按讚互動，卻久
  未見面者。
- 利用公眾活動、簽書會或遊行派對等機會，邀請
  對方參加。
- 簡短向對方説明見面目的，如介紹本書。
- 若跟素未謀面的網友會面，即使是公開活動，建
  議最好結伴參加。

➤ 找一個活動，約一個朋友

活動：

朋友：

用汽水幫自己打氣

習慣喝飲料的你，試著將飲料包裝拆開，倒入馬克杯或玻璃杯中，看看會不會產生新的飲用經驗。

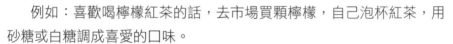

試著添加一點開水，看看濃度、甜度比例稀釋後，味道跟想像中是不是一樣？

挑選一樣自己最愛喝的飲料，試著在家全程自己製作一杯。

例如：喜歡喝檸檬紅茶的話，去市場買顆檸檬，自己泡杯紅茶，用砂糖或白糖調成喜愛的口味。

比較不同產地檸檬、不同品種紅茶、不同泡茶的水溫如何改變飲料風味。

這杯飲料除了卡路里之外，能替自己的工作情緒加幾分呢？試著替手上這杯飲料打個分數吧！

如果自己的元氣狀態最高分是100分，最差是0分。這杯飲料能替自己加〇〇分。

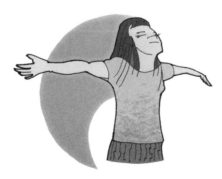

告訴自己：「以後當我喝下這杯飲料，能替今天的自己打氣〇〇分數！」

猜猜周圍的同事們，喜歡同一種飲料的人有哪幾個呢？他們是習慣地喝飲料，還是把飲料當做自我激勵的獎品呢？試著跟這些人討論看看吧！

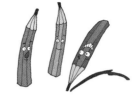

藝術向度

愛情不必只有粉紅色

➤ 選定一種喜愛的顏色，用蠟筆將右頁的粗框範圍填滿。

由左到右，塗色力道由弱到強。顏色從淡到濃。

◎ 範例：

➤ 自己試試看：

挑選另外4種顏色，代表「喜、怒、哀、樂」

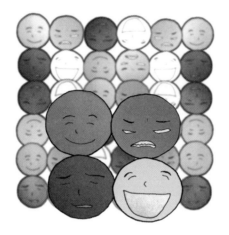

➤ **在圓圈中分別填入代表「喜、怒、哀、樂」的顏色。**

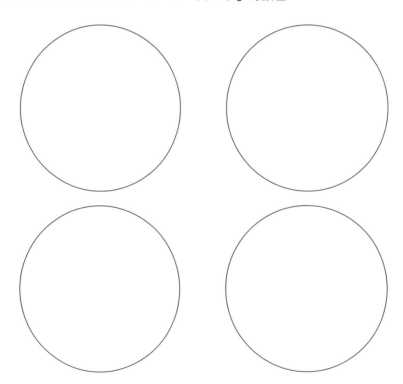

- 將這4種顏色分別畫入欄位裡，仍然是由左到右，由淡到濃。
- 觀察顏色的變化。
- 揉合每種情緒的顏色，在中央的欄位中混搭成最能代表「本週心情」
  的色塊。

喜				
怒				
哀				
樂				

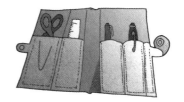

CHAPTER 07

學會放下，
為自己想一想

不同時期的蔓倩，堅持執著地為家人付出各種犧牲，卻常常忘了對自己好一點。回顧人生，時光若能倒回，你想怎麼過生活呢？感受時間流逝，掌握行動力，善用時間，為自己想一想，過你要的生活。

◆ 花開花落之間的心靈點滴

　　那年蔓倩26歲，挺著大肚子坐在馬桶上，尿急卻尿不出來，這陣子老這樣，索性在廁所拿出手機來滑。

「蔓倩？在嗎？」醫院待產室外傳來詢問，是蔓倩的母親。

「我在廁所，等會。」蔓倩大腹便便，緊抓著止滑扶手起身，扶腰喘氣，一步一步走回病床上躺著。

　　母親掀開拉簾，問第3遍：「醫生什麼時候來？」

「醫生說我這胎撐特別久，別人最多兩天就生了。」蔓倩用乾毛巾一把抹去額上甫冒出的汗珠。「這孩子拖拖拉拉，搞得我只能靜靜躺著等，什麼也不能做。」

「這是遺傳吧，當初生你時也是這樣。」母親說：「我痛了3天，忙著生你，中間沒事還忙著回家顧店哪！」

「哎喲，來了來了，有感覺了！」蔓倩皺著眉、咬牙喊疼，母親早已衝去護理站找人了。

一肩扛起大小事全力衝刺

　　那年蔓倩37歲，她皺著眉、滴著汗，跨坐在沒熄火的摩托車上。頭頂的安全帽雖然悶熱，多少能遮擋盛夏的烈陽。

「喂？下課了嗎？怎麼那麼久？」她打手機給學校裡的女兒。

「等我一下，要討論功課。」女兒簡短說完就掛掉電話。蔓倩的袖套裡悶著黏膩，待會要趕去醫院幫母親拿藥。更慘的是：半小時前蔓倩就憋著想上廁所了！

「快點！」10分鐘後蔓倩用力向那頭揮揮手，女兒正走出校門口，轉頭跟同學們說說笑笑，臉上滿是青春，沒有大考前的焦躁。

「你別那麼悠哉，我還有很多事要忙呢！」蔓倩忍著氣，把安全帽摔到女兒手上。

「媽你可以先幫外婆拿藥啊，我可以在補習班等。」女兒嘟起嘴抗議。「我有很多功課考試要忙，媽你也先忙自己的事啊！」

「別說了，坐穩，要走了！」蔓倩催起摩托車油門，載著女兒衝向下一個任務。

過度犧牲，反成親子障礙

48歲的蔓倩披條薄毯，靜靜地坐在客廳沙發上，留盞夜燈昏黃。電子鐘悄然剛過12點，終於等到鑰匙轉動門鎖的聲音。蔓倩稍微挪動身子，把薄毯包裹得更密不透風些。

「媽，你怎麼還沒睡？」女兒語氣中不帶著驚訝，反而帶些無奈、帶些情緒。

「你看看都幾點了。」蔓倩壓低聲音，讓自己聽起來沒那麼怒。

「我有傳LINE說今天跟同事吃宵夜啊！」女兒把大衣、包包甩在沙發椅背上，逕自往房間走去。

「吃宵夜吃到那麼晚，是吃什麼好料？」

「就同事聚餐啊。」

「上次你說的那個小夥子，也有去嗎？」

「嗯。」

「你們交往了嗎？你外婆以前管我可嚴了，哪有約會到半夜這種事。」

「不是這樣。媽，我有很多事要忙，你也多試著好好過自己的生活，要記得去上瑜珈課啊，別為了等我回家耽誤上課。」

「我是為了你，不然我也有很多事要忙啊！是你拖拖拉拉，怎麼反倒是我麻煩你了呢？」話才說一半，蔓倩猛然驚覺跟母親當年向自己切

唸的怎如此相似？忍耐著，把嘴邊的另一半話吞回。

這時手機聲響大作，深夜裡傳來母親中風的消息。

懂得愛自已，家人才會安心

這年蔓倩55歲。去年騎機車摔傷，此後都是女兒開車載她回老家探望蔓倩的母親。

母親起居請人照顧，這天蔓倩拿著湯匙，一匙一匙舀著剛煮好的魚湯餵母親吃。

「媽，你餓了吧，先吃點。」蔓倩的女兒這麼説。

「我不餓，你外婆先吃。」蔓倩不假思索地回答，手沒停下。

「媽！你先照顧自己，餵飽自己，做自己的事吧！其他人的事情先放後頭吧。」女兒語氣中有更多堅持。

蔓倩的母親也停下來，看著蔓倩，點點頭，似乎鼓勵著。蔓倩再要餵，母親緊閉著嘴不吃，只是看著蔓倩。

蔓倩看看母親，看看女兒，點點頭，一匙一匙舀魚湯給自己喝。魚湯暖暖的，心裡暖暖的。只是這碗魚湯，怎麼帶點淚水的鹹味……

回顧人生，過你想要的生活

不同年代的蔓倩，體驗不同的犧牲：年輕時傳承母親的種種，包括母親的好脾氣、壞脾氣，甚至包括母親當年漫長的產痛。青年時忙著女兒的事，希望灌輸女兒來自於外婆的種種優點：認真努力，犧牲付出。年少的女兒抗議著，不想被干涉。女兒長大了，更不希望蔓倩那盞守候的夜燈消耗自己年輕的活力。中年的蔓倩心中滿是不解，當初母親也是這樣管教自己的呀，怎麼現在行不通呢？上個年代蔓倩對母親的反抗，這個年代女兒對自己的反抗，一代一代傳承。當母親

漸老，蔓倩依舊堅持著，在堅持中反覆刻畫母親當年的堅強。她一匙一匙地餵著母親，餓著自己。母親發現這樣不行，女兒也覺得這樣不行，只有蔓倩依舊堅持著，一如當時堅持對母親的反抗，一如女兒對自己的拗忸。最後，母親跟女兒終究讓自己軟化。蔓倩舀起魚湯，第一次真正地「餵」了自己，也是「為」了自己。

假如，蔓倩是20年後的你，或是從前的你，或是未來的你。那麼時光若能倒回從前，你還有接下來的20年，你會怎麼過生活呢？

心理向度

善用時間，掌握行動力

掌握時間，照表操課

- 覺得自己做事拖泥帶水嗎？覺得自己行動力不足嗎？與其自忖「做事不夠積極」，不如說「同件事情耗費過多時間，才能完成」。小事如繳電話費，無論早繳或晚繳，「繳費」這個動作所花的時間差不多，差別在於拖延與否。
- 將事情依照時間安排，照表操課，是掌握行動力的第一步。

將時間當作金錢般審慎規畫

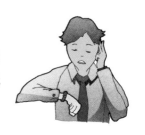

- 抱持「時間無窮無盡，可以揮霍」的想法，容易養成拖延習慣。將時間當作金錢，才會珍惜。光陰並無形體，看不見、摸不著。要妥善利用時間，就要更明確地「觀察時間推移的軌跡」。
- 講到投資理財，運用金錢，人們必定會仔細注意存款簿上的數字。同樣道理，要妥善運用時間，就要注意時間的流動。

試著用時鐘以外的方式測量時間

測量時間的方式，不只有時鐘的指針。「時間」可以有不同的樣貌、不同的定義：喝完一杯咖啡的時間、抽根煙的時間、從踏入化妝間開始，擦乾眼淚、收拾情緒，再重新出發的時間。

➤ 把生活事件跟「一段時間」做聯想，感受細微的差異

掌握這抽象概念後，下次就能更有自信地告訴自己：「雖然現在很難過，待會走進廁所還會掉淚。但當我走出來時，就能重整出發！」

➤ 寫出不同的時間樣貌

_____

_____

減少讀秒的制約

- 若要善於掌握時間，除了觀察時間的流動，還要思考如何突破時間的限制。當你走到路口，看到紅燈，上頭顯示還有50秒才會變綠燈。大部分的人不是呆立等待，就是無聊滑手機。這簡直是被紅綠燈「偷走」50秒啊！這裡不是建議你「闖紅燈」，而是要重新思考：是不是不知不覺中，被時間制約了呢？

➤ 試著突破思考框架，想想「我能如何利用這段時間」

善用等待的時間

- 如果仔細注意，你會發現人們花費許多時間在「等待」：等待對方回e-mail、等廠商入帳、等電梯、等捷運、等瓜熟蒂落。既然非得等待不可，那麼何不善用零碎時間？
- 我們試著將時間具象化：想像每一分鐘的時間就是一塊紅磚頭。日常零碎的等待時間就彷彿是散落一地的磚頭。好好利用這些磚頭，你可以砌面牆、甚至蓋大樓。

  虛擲時光，例如過度沉浸在手機遊戲裡，將零碎時間通通打發掉，就好似將磚頭一塊塊摔碎，是無法成就任何建築的。

HOLD 住氣！在伸展台上繞一圈

在吸氣與吐氣之間，感受呼吸的循環，以及身體的變化。

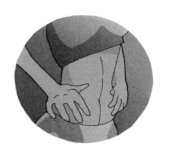

- 將注意力放在腹部肌肉，緩慢地深呼吸。隨時隨地都可練習，想到就做。無論是坐在辦公室裡，或是站著搭捷運。

- 以口唇吐氣，將肚臍附近的肌肉向後收縮。

- 吸氣時將下腹盡量頂出。隨著呼吸循環，讓下腹有最大幅度的起伏。

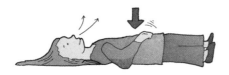 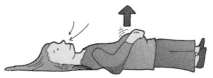

- 掌心可輕按肚皮，感受肌肉的力量。

- 保持上半身挺直，避免彎腰駝背。

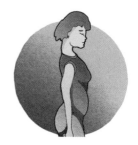

活動向度

SEVEN 是驛站，讓心放下

● 到便利商店坐一天，如果在同個便利商店待整天不方便，可以換幾間不同的便利商店。

觀察店員跟送貨員之間的互動。
用餐時段，觀察哪些人會購買便利商店
食品當午餐。
看看賣得最好的飲料是哪一種。
統計每10分鐘大約幾個客人上門。

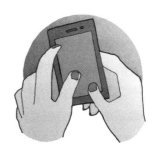

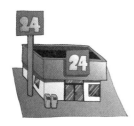

● 用手機地圖計算兩個街口以內總共有幾間
便利商店。
共＿＿＿＿間便利商店。

● 試著不依賴手機或食物飲料，看看能不能在便利商店的座位上徹底放空，讓全身肌肉放鬆，舒緩壓力。

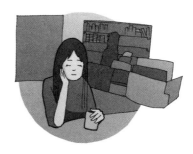

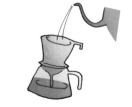

飲食向度

仰天豪飲，氣吞下半場的河山

● 看看手中的提神飲料如咖啡、綠茶、花茶，可曾想過當初為何愛上這苦澀的飲料呢？試著做些想像練習：

　　☐ 回想你正在喝咖啡，而這杯咖啡是你喝過最好喝的咖啡。

　　☐ 此時你會在哪裡？周圍的氣氛如何？

　　☐ 你會怎麼形容這杯咖啡的風味？裝咖啡的杯子是什麼樣的？

　　☐ 此時此刻，你身旁是否有人陪伴？那是誰？你們正在聊什麼？

● 了解咖啡的產地國家、產銷模式等背景資料，有助於想像跟理解這飲品背後的不同故事。

● 辨別不同種類的咖啡，嘗試不同的味道。避免侷限在「只挑自己最喜歡的咖啡風味」。拓展味覺、嗅覺的五感經驗。

● 嘗試不同種類的沖泡法，比較每個步驟的細微差異。
　日本茶道講究道具與精準的步驟，是由外而內的心境修練。

　　試著將「每日泡咖啡」當成是一個小小自我修練的機會吧！在深淺焙煎的咖啡風味中，也體察自己的內心狀態。

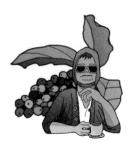 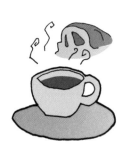 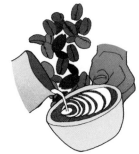

藝術向度

追日，感受時間流逝

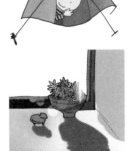

● 尋找一個有陽光的位置，記錄日晷及光影。

　　可尋找居家靠窗的位置。

　　若住家沒有明顯陽光或陽台，可挑選辦公室或戶外。

➤ **將筆放在圓的中心點，在陽光下記錄影子的變化。記錄上午9點、中午12點、下午3點的日晷：**

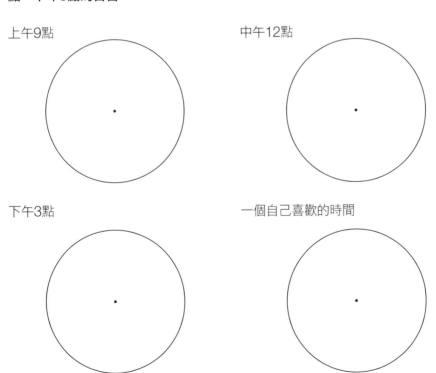

上午9點

中午12點

下午3點

一個自己喜歡的時間

➤ **在右頁畫出居家或辦公場所的空間建制與東西南北等座向。**

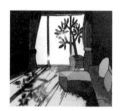

☐ 了解住宅大門面朝哪個方位。

☐ 了解床頭朝向哪個方位。

☐ 畫出日光日影從何方照向自家的居住環境。

● 若在窗台，可擺設草花盆栽，觀察日光對植物生長的影響。

◎ 範例：

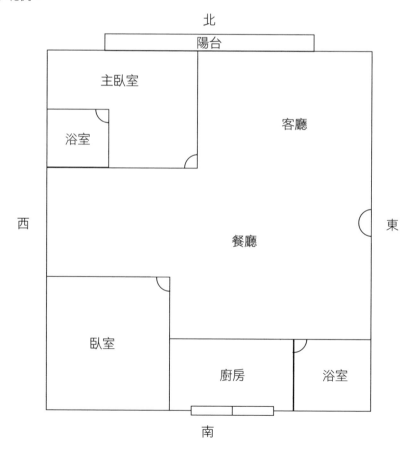

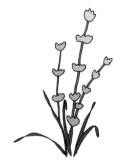

CHAPTER 08

讓思路清晰，
調整腦部循環

失眠跟作息失調、腦部循環、情緒抗壓等，彼此息息相關，不是單靠吃安眠藥就能改善。給予大腦情境暗示，訓練大腦抗壓，避免進入負面思考。強化邏輯正念，讓思路清晰，大腦運轉流暢，進而避免失眠、焦慮恐慌或情緒低落。

❖ 心靈加速，掙脫時間的枷鎖

　　一位貨車司機先在診所門口徘徊，把診所的招牌、海報看了又看。櫃檯以為對方是送貨的，出門詢問，然後才知道：原來貨車司機深為失眠、多夢等症狀困擾，卻因為顧忌掛號而猶豫再三。

失眠經常跟壓力相關

　　終於司機填完資料掛好號，到診間裡坐下。他忍不住左顧右看，顯現不安的樣子。

　　我說：「你第一次過來看診，難免會感到陌生吧？」

　　司機搖搖手說：「我腦筋沒有毛病，只是睡不好。」

　　「別擔心，那麼我們就先看失眠這塊：你最近睡得怎麼樣？」

　　「我最近整晚翻來覆去，躺很久也睡不著。好不容易睡著，說真的也只有半夢半醒。2點起來上廁所，就再難熟睡。」

　　「你清晨幾點鐘下床呢？」我協助他重整睡眠生理時鐘的細項。

　　「我5點多就醒了。」

　　「你5點多就清醒，會賴床嗎？躺到幾點才離開床鋪？」

　　「喔！我會躺到6點半。我們公司7點開始送貨。」

　　「睡不好經常跟壓力有關。最近壓力是不是特別大？」失眠經常跟壓力相關，所以醫師會同時關心壓力，以及民眾如何因應壓力的方式。

　　「誰沒壓力呢？我覺得還好。」司機理所當然地說著。自我壓抑、否認壓力，是常見的心理阻抗。

不要忽視你的壓力源

「我相信你很認真開車送貨。但最近假期多，貨量會不會特別多、特別忙？職務有沒有調動，例如：原本送文件，現在要費力搬貨？會不會交通打結，臨停不便，讓你送貨效率下降？主管有沒有調動，需要重新適應？公司會不會讓你日夜輪班，難以調整生理時鐘？」我一一列出選項，包括各種常見工作壓力的細節。

「好像都有耶。」司機點點頭。

「這就是壓力啊！壓力不是只有抽象的心情而已。壓力經常跟實際工作內容直接相關。」

「可是我感覺不到啊，工作內容也無法單靠我一個人改變。」

「沒錯，這無關意志力，是跟腦神經循環有關。」

「我有看過別家中醫，說我腦神經衰弱。」司機說。

「這是一個口語的說法：人遇到壓力，大腦會自動加強運轉，好應付突發狀況。好比汽車引擎遇到上坡路段，要拉高轉速，儲備力量衝上去。你現在的狀況，就好比不斷爬坡的汽車，耗盡力氣，引擎轉速過快，最後搖搖欲墜。」我用比喻的方式，試著貼近個案的實際狀況。

「是啊，我就是這種感覺，醫生你怎麼知道？」

建立良性循環，訓練大腦抗壓

我教他常見的方式包括：給予大腦情境暗示，訓練大腦抗壓，避免自動進入負面思考，強化邏輯正念，讓思路清晰。思路清晰，大腦運轉流暢，自然不易淤塞，排除循環障礙，進而避免失眠或焦慮恐慌，情緒低落。

心理向度

靜水無波，度一夜好眠

➤ **睡眠日記**

日期	就寢時間	睡著時間	夜醒時間	清醒時間	下床時間	午休時間
理想 時刻						

- 睡眠日記詳細呈現睡眠型態。「理想時刻」是目標值。

例如：每日就寢時間為晚上12點，希望能夠在晚上11點就寢，就要重新規畫作息時間。

若「清醒時間」到「下床時間」間隔過長，形同躺在床上休息。雖然許多失眠患者認為這不算是睡眠時數。然而，躺在床上仍是一種讓身體休息的狀態。

- 統計「躺在床上的總時數」跟「睡著的總時數」。

躺著休息也是一種睡眠。若要增加睡眠效率，反之就要減少躺著休息的時間。

廣義來說，坐在舒適沙發上長時間休息，即使沒睡著也形同身體放鬆休息。應增加日間活動或改成較硬挺的椅子，消耗體力以促進夜眠。

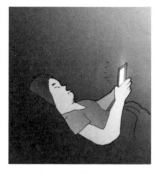

● 記錄睡前2小時活動對睡眠的影響。

睡前2小時還進食，除了妨礙消化外，也可能造成失眠。

夜醒如廁，造成睡眠中斷。晚餐後減少飲料、飲水攝取，可減少夜醒如廁機率，間接幫助睡眠。

若經過歸納，發現睡前滑手機會造成失眠，就要提前關機，減少各種造成失眠的因素。

● 讓大腦休息，順利睡眠的「停機準備」。

靜下心讓身體逐漸放鬆。溫水洗臉、刷牙。檢查門窗。簡短記帳或閱讀小書。固定的睡前活動形同「儀式」，讓大腦做好停機準備。

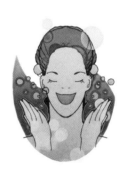

避免睡意襲來才倒頭栽，或睡前觀看電影等，促使注意力集中，大腦活躍，更難有睡意。

● 佈置睡眠環境，增強催眠暗示。

視覺及聽覺暗示：房間燈光要調暗，並且隔絕噪音干擾。

嗅覺暗示也能促進睡眠。如薰衣草所散發的氣味，除原本的安神作用外，還能增強催眠暗示。

挑選軟硬適合、清潔舒適的枕頭、床單及被套。避免塵蟎造成過敏、咳嗽等，變成失眠元兇。

營造看到床就想睡的印象，避免長時間躺在床上看電視、滑手機、講電話。

運動向度

微加速，悄悄躍入下一秒的未來

▶ **從生活中能短跑的項目開始**

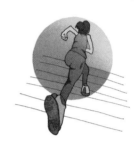

- 趕公車、趕捷運。
- 提早一站下車快走。
- 勤走樓梯。上樓比下樓能避免膝蓋的運動傷害。
  準備適合運動的鞋，避免運動傷害。

▶ **漸進式增加運動強度**

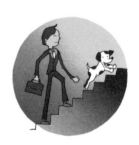

- 以走樓梯而言，與其快爬數層，不如慢慢地走一
  兩層。
- 尖峰時間與其在人群中奔跑，不如加入快步行走
  的人潮。
- 等到能負擔較高強度的心肺運動，活動場地就改
  為操場跑道。

▶ **馬上就能開始做的運動**

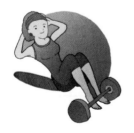

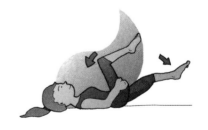

次數少也沒關係，萬事起頭難。　　躺著滑手機也能抬抬腿。

─ 活動向度 ─

許久前就等在那兒的花，等你帶回家

- 安排逛花市，比較平日花市跟假日花市的不同。
- 觀察行人路植物，回家後查詢植物名稱。
- 回想最有印象的盆栽，上網查資料。
- 購買一盆最適合自己的盆栽，擺在通風處。
- 開始練習澆水，每日觀察。

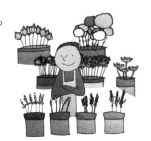

➤ 植物觀察筆記

植物名稱			
植物特色			
觀察日期	月　　日	今日變化	
觀察日期		今日變化	
觀察日期		今日變化	
觀察日期		今日變化	
觀察日期		今日變化	
觀察日期		今日變化	
觀察日期		今日變化	

⟨ 飲食向度 ⟩

四季推移日子照過，食補增元氣

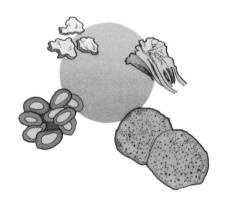

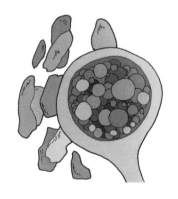

●春天補肝：推薦四神湯
市面多有販售料理包，內容包括
「蓮子、芡實、茯苓、山藥」，不
喜歡吃豬小腸的可換成排骨。

●夏天補心：推薦紅豆薏仁湯
紅豆薏仁等量各半，熬煮成甜湯。

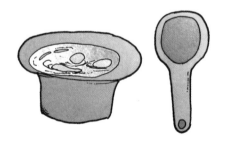

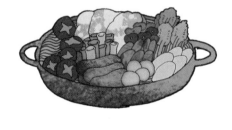

●秋天補肺：推薦白木耳蓮子湯
乾蓮子可直接煮，不必泡。
白木耳可用調理機打碎後再煮。

●冬天補腎：推薦羊肉爐
可添少許當歸，增加香氣。

藝術向度

用一首歌的時間，跳一隻華麗的獨舞

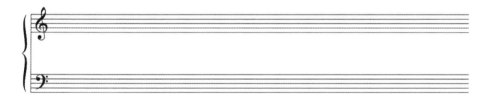

腦海中想像你最喜歡一首歌的主旋律。

> **試著在下方五線譜中畫出旋律的音符。**

- 不需苛求正確性。
- 重點在於「這段旋律給你的感覺，以及在五線譜上呈現的段落」是什麼樣子。
- 將音符重畫，畫在下方空白處。
- 將音符塗上你喜愛的顏色。

- 當你想到這段旋律，你心中浮現的心情與感受是什麼？在下方的圖案中勾出符合你的心情。
- 如果你想將這段旋律送給某個你認識的人，現在你腦中閃過的第一個人是誰？

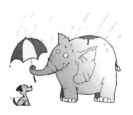

CHAPTER 09

規律生活，
是一輩子的資產

冒進只會面對更危險的挑戰，跌落更深的淵。只有重新按部就班培養內在小宇宙，能量復原之後再找機會奮起，才能獲得真正的成功。該休息就要徹底休養。就算藥物能減緩不適或增加休息的效率，但避免二度傷害，休養仍需要時間。這是藥物幫不上忙的部分。

◆ 按部就班，恆定內在小宇宙

　　小安是高中體育班學生，她牢牢記得教練說過的話：「體育選手不是跑步機器，不是跑得快、跳得遠就行。比快，你快不過汽車。因此，體育是觀察內在小宇宙的一門學問。」

　　從此之後，小安時時刻刻注意體能上的微妙變化，藉此鍛鍊剛強的內心。她吃飯的時候不說話，專心咀嚼。每口飯數20下，細嚼慢嚥。當體育班其他同學狼吞虎嚥的時候，小安靜靜地在角落，忍著孤獨，慢慢地吃。因為教練說：「人是鐵、飯是鋼。只顧著鍛鍊運動，卻不著重飲食跟消化，就好比餐廳只顧著追求料理表面的美味，卻輕忽食材的新鮮，如此不能長久。」

　　她用心感受食物消化的感覺，察覺肌肉得到營養、恢復力氣的內在感受。

堅持自己的律動，不要急衝

　　搭乘捷運時，她不需要用手機看時間。因為她固定時間出門，固定走同一個捷運入口，捷運票卡固定放在同一邊口袋。當天氣或行人的微小變化影響路線，她會調整步伐，快走輕跑，優雅地躍進車廂，呼吸勻順。因為教練說：「搭乘捷運好比是一連串的田徑障礙賽，日常中不斷練習。在固定的步調中優游，在比賽時就能真正放鬆。」

　　掌握體內的小宇宙，讓小安在田徑場上更得心應手：她謹記不要因為落後其他選手而急衝，因為自己加速的時間還沒到。不要因為領先別人而驕傲，因為只有保持自己的穩定步伐才能發揮水準。教練說：「掌握並堅持自己的律動，你的對手只有一個：就是自己。讓旁人不

知不覺順從你的節奏，他們會自亂陣腳，你就能贏！」

小安一直贏，對此非常滿意，同時感謝教練的指導。

直到她受傷。

她那天衝得太快、跳得太高，破了紀錄、傷了腿。

身體能量的復原，需要耐心

住院治療的日子特別漫長，那天教練跟著其他教會裡的朋友來探病，告訴她：「時間的長短是主觀的。」受傷的時間，主觀上會覺得漫長；康復的時間，會感覺痛苦。等一切都過去了之後，若結果是美好的，那麼痛苦會過去；若結果是後悔的，那麼痛苦則將永遠存在。「要有耐心。」教練說。

小安聽不懂教練是什麼意思，也不想花時間去思考。她急了，急著讓韌帶復原，急著回到田徑場上奔馳。身體的能量還沒復原，小安就重新站上起跑點預備衝刺，然後在終點線前，一次又一次跌落。

反覆受傷的最後，心情跌落谷底，來到我的門診。我告訴她：「教練是對的。」

定下心，認真學習怎麼休息

小安是典型的優秀選手，遇到優秀的教練，一路獲勝。如同職場上的優秀人才，歷經過關斬將，意氣風發。但是，當獲得一定成就跟肯定之後，需要追求更困難的目標：保持優秀。然而為了保持優秀，更需要適時持盈保泰、累積實力。衝刺型的常勝軍往往聽不進去：他們不能接受再完美的選手也偶會失誤，累了、傷了必定要有充足的時間才能復原，而且這時間往往比想像來得久。冒進發動，只會面對更危險的挑戰，跌落更深的淵。只有重新按部就班培養內在小宇宙，能量

復原之後再找機會奮起，如此才能獲得真正的成功。

聽完我說的這些，小安終於開始定下心，認真學習「怎麼休息」、認真學習「怎麼復健」、認真學習「怎麼放下」。

最後在大專全國運動會上，小安得到第3名成績。

規律恆定才是一輩子的資產

別人替她惋惜說：當初若沒受傷，應可奪冠。但她知道，體內小宇宙才是重點，這才是會跟著她一輩子的資產。

上台領獎的那一刻，她不需抬頭仰望第1名選手驕傲的眼神。反之，她低頭默禱，感謝教練多年來的提醒，感謝自己的堅持，並且最後將一切榮耀歸給神。

心理向度

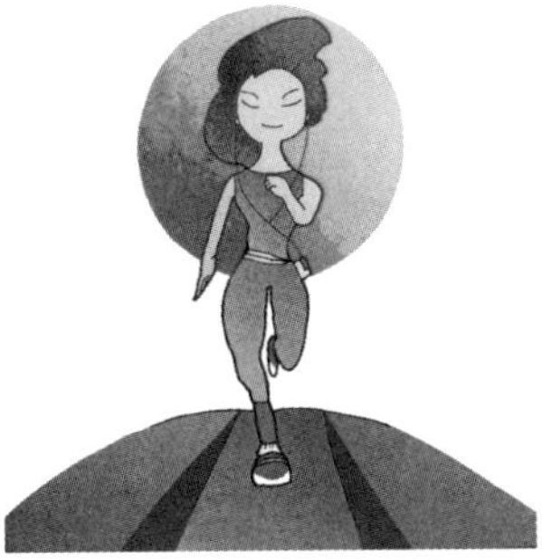

再痛，黑夜也不會更漫長

製作健康日記

量化指標：定期記錄體重、體脂率。

運動狀況可以記錄下來：如路跑速度、時間長度與頻率。

➤ **記錄體重、體脂率以及運動狀況**

日期	體重	體脂率	運動狀況
2019/10/22	57kg	20%	爬樓梯6樓 步行6052步
2019/10/23	56kg	20%	游泳1小時

➤ 如果有疼痛症狀，除了明確定位外，可以記錄疼痛程度及變化：
從1～10分，現在疼痛幾分。

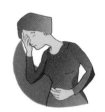

● 甚麼時候最痛，上午、傍晚？還是忙碌、壓力大時？
● 痛幾天還是幾週了？
● 每次痛會持續多久，每次痛都怎樣做才能緩解？

評估對生活的妨礙程度。

　　這些症狀會造成生活及工作的哪些不便？會不會讓工作效率下降？甚至需要因此請假？

測量曲線圖

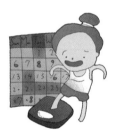

　　健康體能或不適症狀都可以用每月為單位，畫出曲線圖。

　　同樣概念，可畫出生理曲線圖及情緒曲線圖。比較彼此的關連性。

➤ 曲線圖範例

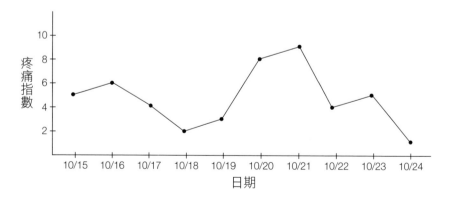

➤ 自己設定曲線圖：

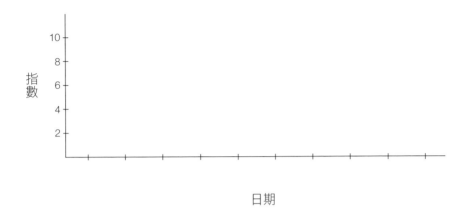

指數

10
8
6
4
2

日期

多元化治療概念

● 治療不只是吃藥，健全的生活態度及健康概念也很重要。
  三餐定時，作息規律。

● 該休息就要徹底休養。就算藥物能減緩不適或增加休息的效率，但避免二度傷害，休養仍需要時間。這是藥物幫不上忙的部分。

● 常見盲點：

1. 筋骨拉傷去做復健治療。疼痛減輕就立刻持續原本的高強度運動，不肯好好休息。

2. 不注意日常動作、姿勢的修正，徒然增加肩頸、脊椎負擔。如一邊拉腰拉頸還一邊低頭滑手機等。

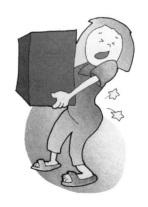

腳不喊痛，是因為有雙好鞋

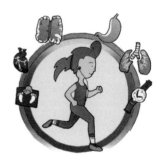

● 找一雙好的球鞋，找個可輕鬆換穿的位置。
  方便舒適的著裝能強化動力。

➤ **寫下你的鞋：**

	寫下符合前欄敘述的鞋子
漂亮的只能穿不能走路的鞋	
只能短暫走路的鞋	
能走遠路的鞋	
能跑步運動的鞋	

● 從操場或運動場開始練習長跑。
  若要路跑，可先用快走測試動
  線、路況及交通安全等。
  行人道不平整或高低階段多，容
  易造成扭傷。

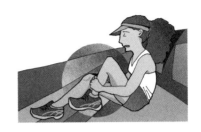

➤ 描述練跑地點：

	試著描述地點
待最長時間的地方	
走最多路的地方	
最常運動的地方	
最想運動的地方	

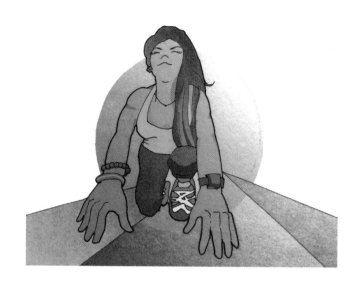

- 練跑時注意呼吸：以鼻吸氣，以口吐氣。吸——吸——吐，逐步加深呼吸深度。若跑得太喘，速度要慢些。

- 設定練跑目標，逐步推進。格外避免運動傷害：過度運動所造成肌肉疼痛，休息數天即可。若傷及筋骨，則需數週至數月休養。因此預防勝於治療。復健治療只能促進修復，應該避免一面復健治療一面持續運動破壞。

- 長跑心肺鍛鍊，追求速度不如追求持續力，盡量拉長運動時間。跑不動可改快走。走不動可改慢走。一開始衝刺，後繼無力，不如增長暖身時間，維持一定的運動時數。

┤ 活動向度 ├

千年松萬年柏，花市盆栽也能好過活

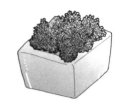

- 每天澆水到土壤濕透，盆底會稍微滲水。懶人植物如多肉或仙人掌，每週澆水即可。

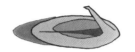

- 澆水時觀察居家座向及日光偏移的角度，找個最適合植栽的位置。剛開始不熟悉，可多試幾次。

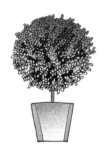

- 草本植物展葉快速，每週修剪一次可促進萌芽。練習剪個圓形盆栽吧！

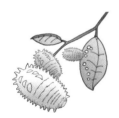

- 將盆栽捧起，觀察土壤。小心產生害蟲，發現後盡早去除！

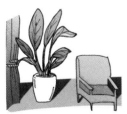

- 將盆栽固定好，避免風吹傾倒。藉由植栽需要的「空氣、陽光、水」，重新檢視居家環境。植物都能活得好，人就能住得舒適。練習照顧一個植物，了解生命所需的基本元素，重新思考人的生活基本需要。

飲食向度

手捧的嘴喝的，每日的飲食禪

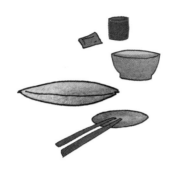

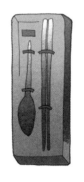

在公司準備自己的杯、碗、筷、盤。準備好了，才會拿來用。

使用典雅方便的筷盒，將自用筷隨身攜帶，就能減少免洗筷的使用，吃的安心。

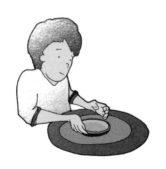

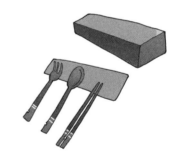

去體驗燒陶，幫自己做一個每天吃飯的碗吧！

使用木器湯匙，感受木作湯匙溫潤的手感。

　　每隔一陣子將食器做替換，體驗不同感受。慢慢地你會找到最適合自己的食器，也更了解自己的飲食習慣。進而由外而內，認識自我內在的心靈。

藝術向度

纏思半晌夕陽，繞畫滿頁千秋

1.挑選喜愛的卡通或動物、植物圖案。

2.將輪廓大致畫出，將圖案分成不同區塊。

> **畫出喜愛的圖案輪廓**

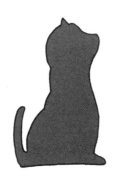
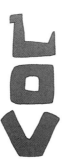
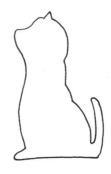

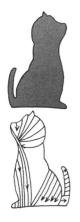
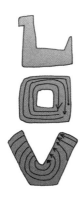

3.在區塊內任意填入線條、幾何圖形或色塊裝飾。
色塊裝飾如填滿、斜線、填入幾何圖形等。

➤ **在區塊內任意填入線條**

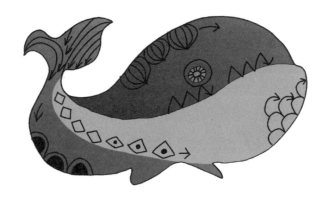

4.讓筆觸柔順不中斷。線條排列的疏密可形成漸層的效果。.

5.如果不慎畫錯，不必塗改，而是改變圖案造型，尋找新的可能。

➤ 用線條排列的疏密畫出漸層

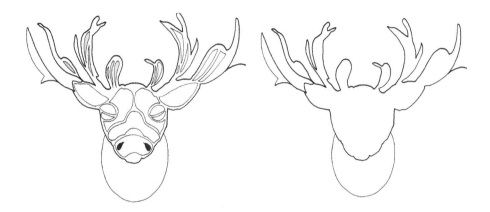

CHAPTER 10

建立計劃，
拼湊未來的樣貌

5年後的你，是什麼樣子？20年後的你，又是什麼樣子？想像未來的藍圖，並靠自己去實行，培養體力、儲備身體的能量，去規畫下一步；時刻觀察自己的情緒，了解自己，依據目前的能力來規劃未來目標；也可以尋找有共同目標夥伴，一起成就未來！

❖ 念念不忘的另一種可能

「欸！台大的，待會去3樓把那疊保麗龍搬下來！」

「好的。」文欣揮汗答應著，一邊趕忙把紙箱中的進口水性筆排列到空蕩的展示架上。她胸前的識別證印著斗大文具店的標語：應有盡有的進口文具雜貨！從識別證的版面設計，直到文具店懸掛的促銷海報，全部出自文欣的美術手筆。

她三步併兩步跑上3樓，努力伸長雙臂，抱起高過人頭的保麗龍，吃力地準備下樓。這時文欣突然被身後拿著手機擴音的店長叫住。

「文欣你過來！那個日本業務現在又打電話來，你外文系的日文很好，幫我跟他說說。」店長半拜託著她，急切地催促著。

失去方向後，對未來感到茫然

文欣有些心虛。自己當初差幾分沒考上台大，休學不念要拼重考，結果1年過去了，2年過去了，一路半工半讀到現在。中間也曾想過，要趁年輕出國轉幾圈見見世面。儘管文具店很倚重她的能力，但只有高中文憑的她對未來實在很茫然。好不容易用日語講完電話，她小心翼翼地搬貨下樓。

這時文欣突然摔一大跤，跌落樓梯！

也許因為這陣子沒睡好，也許因為昨夜原本要念書卻滑手機過頭，也許因為跟家人吵架心煩分神。當她恢復意識時，整個人仰躺在樓梯腳。同事們急切地圍繞身旁，查看文欣有沒有傷勢。

沒什麼疼痛的感覺，應該沒跌傷什麼吧？是麻木嗎？還是不感覺到痛？然而文欣卻有一陣強烈的感覺湧上，於是她「哇！」一聲開始嚎啕大哭，同事遞上的整盒面紙止不住文欣湧出的鼻涕眼淚。

想像平行時空的美好人生

「有骨折嗎？頭敲到嗎？怎麼痛成這樣？」店長著急地轉頭問旁邊的人，其他人搖搖頭，甚至有人嚷著要叫救護車。

文欣被扶坐起來，屈曲著雙腿。她把頭埋在兩膝間，不停地嗚咽。

淚水終究止住了，旁人也漸漸散去。店長好意交待著：文欣今晚不必在10點鐘最後一個留下關門，不必遞假單扣全勤薪水。

她突如其來的得到幾個小時有薪假，茫然地走在回家的路上。此時還不到放學時間，路上沒有小學生奔跑嬉笑，也沒有卿卿我我的高中情侶。回憶至此，文欣心想：「我也曾有過成績優異、自由自在的學生時期啊！」當時目標明確，勝利在握。「如果我台大畢業，現在會怎樣呢？」、「如果我當初不要意氣用事，去念國立大學就好，會不會比較成功？」這一瞬間，文欣想像著平行時空的另一種可能，甚至是更美好的人生。

未來藍圖要靠自己去實行

如今，未來藍圖成了白日夢，當初滿懷期待的家人各自忙著去了。明明面對外國客戶還能聊上兩句的啊，怎麼這會兒資優生變成了時薪店員呢？

數算著零錢，文欣手中握著一杯熱拿鐵，坐在超商落地窗前發呆。她在窗中倒影裡看到自己的瘦弱，帶著乾澀淚痕的臉苦笑：「有那麼慘嗎？」

這天，因為失眠的緣故，文欣來到我門診。聽了她最近的狀況，我給她一些建議：

心理向度

看不見摸不著，平行時空的今天

鍛鍊體力，才有辦法走下一步

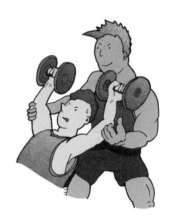

意志力的鍛鍊要從體力鍛鍊開始。肩不能扛、手不能提，怎麼有力氣做事呢？耗盡力氣才把工作完成，又怎麼有剩餘的精力去規畫下一步呢？儲備身體的能量不能單靠休息，還需要培養體力。對自己的體力有自信，面對挑戰也多一分把握。

確認「有能力想像的時間界線」。

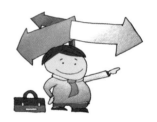

5年後的你，是什麼樣子？20年後的你，又是什麼樣子？依此類推，有人規畫自己下個10年目標。然而，每個人的想像能力不同，不是每個人都能推想到那麼久以後的未來。甚至，有人連3天後的晚餐要吃什麼都無法想像。所以，依據想像能力的極限，將時間界線拉長或提前。沒能力想像3個月後的自己，就想像一下兩週後的自己。將時間縮短，然後想像出明確的輪廓，依此來規畫未來。熟悉這方法之後，再逐漸拉長。

➤ **想像兩週後的自己，寫下你要做的事：**

_____

_____

規劃要依據自己的能力。

　　未來的目標是要依據「目前的能力」來規畫，而不是依照空想。從未下廚的人，期待開間三星級餐廳。這不是規畫，而是滿足於「沉浸幻想的期待感」罷了。每個月只能存8000元，卻想像百萬等級的股市投資讓自己高枕無憂。此時與其整日看盤，不如想想如何能增加的核心競爭力。

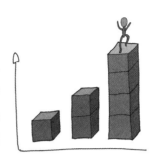

觀察自己對於個別計劃的情緒反應。

　　有人想到中樂透，就興奮不已。把這種「情緒」誤以為是「動力」，然後花更多錢去包牌，這不過是滿足於「興奮」的瞬間。規畫未來計畫，不一定就是「找尋讓自己更快樂的事」。有人規畫明年結婚，想像接下來的房貸、車貸、家人及其他瑣事，產生緊張的感覺。誤將「緊張感」當做「危險」，承受不住，最後逃開，這是把「計畫跟情緒混淆」的緣故。要時刻觀察自己的情緒，然後加以區隔。

你會尋找哪些夥伴，成就未來？

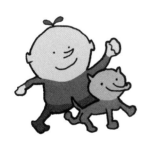

　　團結力量大。愈是周密的計畫，通常需要愈多人共同合作。如果發現自己身邊空無一人，那麼與其花費更多時間計畫，不如開始尋找志同道合的夥伴。想要在未來3個月減重5公斤，與其詳細規畫100天的料理食譜，不如尋找身邊有沒有可以一起努力的夥伴，增強動機。

運動向度

瑜珈暖身

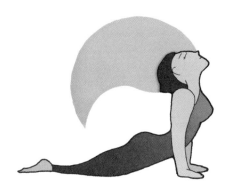

上犬式：

準備瑜珈墊，俯臥其上。

雙肘夾緊身體兩側，掌心撐地推出，將上半身撐起。想像自己是一條伸懶腰的柴犬。

5秒後休息。

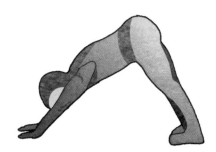

下犬式：

面朝下跪在瑜珈墊上，手臂打直，大腿與手臂平行（四足跪姿）。

雙腳伸直，將臀部撐起，身體成倒V字型。

3個呼吸後休息。

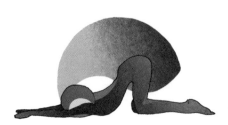

貓式：

預備動作：四足跪姿。

注意呼吸。吐氣時將腹部盡量內凹，背部拱起。

恢復四足跪姿，正常呼吸。

注意呼吸。吐氣時雙臂向前滑動，臀部抬起。

恢復四足跪姿。依體力循環數次。

─┤ 活動向度 ├─

在這裡，時光走得特別慢

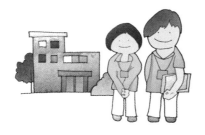

● 參與義工活動的老年安養中心
參訪行程。

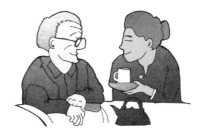

● 準備簡短自我介紹，並了解院民
主要的身體健康狀況。

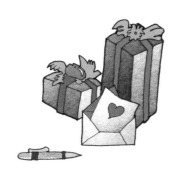

● 可準備小禮物或小卡片發放。

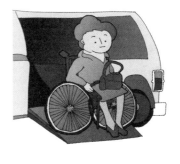

● 了解安養中心作息、無障礙交通
跟收費方式。

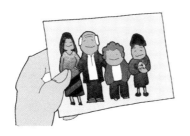

● 合照紀念，將來號召更多人
參與。

飲食向度

調味料——展現料理的百樣人生

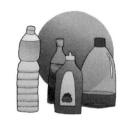

- 嘗試混搭調味料。
  把醬油調成不同比例，如稀釋鹹味
  或增甜等。

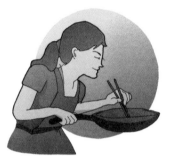

- 現成的醬料加入自己的配方。
  如果喜歡蝦米味道者，可將沙茶醬
  加入自行爆香過的蝦米食用。

自製沙茶醬：

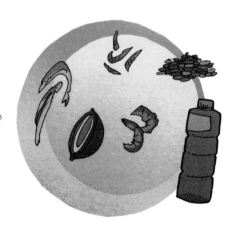

- 將蒜頭跟紅蔥頭爆香後，加入細碎
  的蝦米及小魚乾（各兩匙）。
  跟醬油、豆瓣、豆瓣醬加入拌炒
  （各一匙）。
  熟悉後可添加其他配方或加強烹調
  細節。

- 多開發嗅覺、味覺感知以及增加對調味、配方的注意力，可以提高對
  食物的滿意度跟飽足感。吃的開心又健康！

➤ 寫下自製的調味料配方：

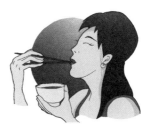

藝術向度

多年前的文字，仍在你心深處

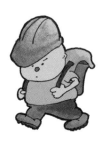

- 找出過去的週記、日記、聯絡簿或隨身記事本，依
  日期整理順序。

- 以每3年的間隔，挑出一本自己最有印象的簿子。例如國小前3年一
  本、後3年一本、國中一本，依此類推。

- 從挑出的本子裡，撕下一小片文字或圖樣，黏貼在
  右頁框框的3／4空白處。如果你覺得當時的回憶很
  深刻、很重要，可以貼大片些。如果某本沒特別感
  觸，可以跳過。

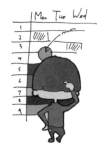

- 未來的你，會是什麼模樣？
- 是由哪些拼湊起來的呢？

　　在右頁框框中，預留1／4空白。剩下的3／4空白，待會用來黏貼
紙片。
　　在預留的1／4空白處，寫下未來5年內你想創造的回憶與夢想。

➤ 人生拼貼圖

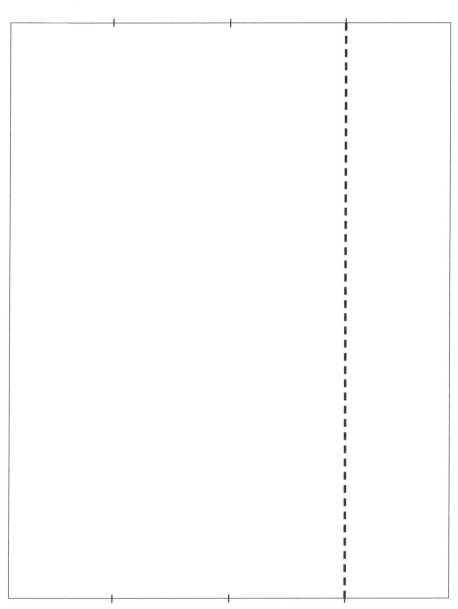

好了，你已經整理好某個階段的人生拼貼圖，試著去達成目標吧！

CHAPTER 11

自我包容，
愛上現在的自己

這是神奇的「有色眼鏡」只要戴上這副眼鏡，黑白顛倒，負面情緒會看到正面意義。用多個角度來看同件事，哪怕是種心理防衛或逃避也好，通常能讓自己心裡好過些。時間拉長，許多事情也就雲淡風輕，不會執著計較了。

◆ 跟內心的小宇宙打招呼

　　萱蘭坐在我面前，名牌套裝襯托精緻的妝容，姿態高傲。指尖熟練地夾著一支淡煙，煙霧裊裊，朱脣皓齒吐露出的內容卻充滿負面情緒。由於朋友輾轉介紹，這天我登門造訪。她斜坐在牛皮沙發上，一一細數多年來職場上、家族內各式精采的恩怨。

　　怨，不必然伴隨著恨，在萱蘭防衛戒備的表情下，我看到憂愁。我從木盒裡拿出一副眼鏡，請她戴上。我告訴她：這是神奇的「有色眼鏡」只要戴上這副眼鏡，黑白顛倒，負面情緒會看到正面意義。

　　萱蘭懷疑地戴上，輕拉耳邊的鏡腳調整，雙眼焦距嘗試著適應這副眼鏡。

戴上眼鏡看見不一樣的景色

　　我伸出手指，請她看向窗邊，窗架上有一個陳舊的馬克杯，杯上有裂痕。

「啊，這杯子破了。」她說。

「哪裡買的？」我問。

「10年前的暑假去旅行時買的。」她說。

「什麼時候破的？」我再問。

「隔年我的生日。」

「那天如何？」

「我那天心煩。」然後她講述那天的心煩，抱怨著和那人的爭執，述說那只杯子當時是怎麼摔出裂痕的。

「看來你很在意那個人、那件事。你也很在意這心愛的杯子，跟關於這杯子的種種記憶。如果你只看到杯子的破損，這杯子若有感覺，也

會悲傷啊。難道在你的記憶中，只有悲傷被留下？」

我拿起杯子，將旁邊花盆裡的土撥些過來，埋進一顆種子。

「這杯子變成花盆，有朝一日會開出美麗的花。」我說。她戴著有色眼鏡，看著陳舊的馬克杯，臉上表情開始有了變化。

不同角度，發覺不一樣的想法

接著我請她從沙發中坐起，走近窗邊，看看窗外的天氣。

「天氣很糟，陰雨綿綿。」她說。

「天氣很糟，又怎麼了？」

「我兒子騎摩托車上班，天雨路滑。」

「你多久沒見著他？」

「好久了。」

「多久？」

「3個月吧！」她說。

「所以你看到天氣糟糕，不見得真的糟糕，而是想念起兒子了。」我說。

她點點頭，知道我的意思：有色眼鏡沒有魔法，而是用不同角度看世界。

看見你內心真正想要的

萱蘭透過窗片，手指著隔壁人家，說左鄰那戶人家每早固定7點到門口澆花，水會潑濺到家門口。「上次左鄰出遠門，我還幫她澆花哩。她跟右舍聊天很大聲，吵得我煩。」萱蘭說。

「透過有色眼鏡，以及剛剛的練習，你認為有沒有正面的部分呢？」我問，一邊鼓勵萱蘭。

「嗯，如果換個角度看待我剛剛說的話，透過不同顏色的眼鏡、不同

角度思考，應該説：我很關心左鄰右舍的作息，關心她的花顧得好不好。左鄰右舍聊天時，我能感受到很愉快的氣氛……其實，我想加入她們。對！表面上抱怨，心裡面其實是很想加入她們的！」萱蘭鬆一口氣，如釋重負地説。

重新看待自己，學會自我包容

「很好，看來這副眼鏡的效果很好啊。現在你摘下眼鏡，到鏡子前面看看。」我説。

「我不喜歡照鏡子。」她別過臉，低聲説道。

「為什麼？」

「因為我……長得不好看。」萱蘭垂下頭。

「是嗎？怎麼不好看。」

「我自知我身材矮胖，樣貌平凡。我當然希望我更加美麗，但我也知道，在別人眼中只是一般歐巴桑。」原來，萱蘭並不是身材削瘦高挑，精明俐落的都會女性。她的外貌，其實就如同她説的一樣，是平凡的歐巴桑。

「是這樣嗎？如果你不靠那副眼鏡，試著重新看待自己。有沒有正面的部分呢？」我鼓勵她。

她抬起頭，慢慢走到鏡子前，認真地看看自己。

慢慢地，好像漣漪逐漸清澈般，萱蘭看到另一個自己，穿著樸素實在，面容溫和。

「我想，我只是懷念青春的美好罷了。」她對自己説。

她開心地笑，看到許久不見的自己，接納身材沒那麼完美的自己。

「我想，我只是希望現在的自己更美好，希望多愛自己一些，並不是光抱怨我現在有多糟糕。這是正面思考，對吧？」

她看著鏡中不夠完美的自己，也彷彿看到理想中的自己。她兩個都愛，並從中得到自我包容。

心理向度

想破頭也要找到好理由

　　調整有色眼鏡，看世界更幸福又美滿！用多個角度來看同件事：

- ● 正面跟反面比較。
- ◆ 這間餐廳不好吃，但我這餐食量減少，有助於維持身材。
- ◆ 沒趕上這班捷運，但等車時間我可以用手機多聽一首歌。

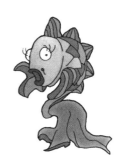

- ● 自身出發點與他人觀點比較。
- ◆ 餐點慢送，也許是實習生失誤？原諒他吧。
- ◆ 擠不上這班捷運，也許剛才插隊的人更著急，有急事？

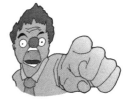

- ● 假設我一定是對的，但得到好結果的機率高不高？
- ◆ 假設我進餐廳，付餐費，就應該獲得高品質的料理。但是，是否世上每件事情只要付出就一定會有好結果？
- ◆ 假設我今天趕上那班車，是不是就代表我會有美好的一天？反之，慢了一班車，是不是就毀了我一整天呢？

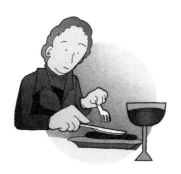

165

● 假設別人一定是對的，他對幾成？

◆ 我們通常會生氣難過，就是因為陷入
「你錯我對」的無謂爭執當中。如果能
假設對方是對的，算算對方站得住腳的
「機率」。哪怕對方只有一點點理由，
碰上了也無可奈何。

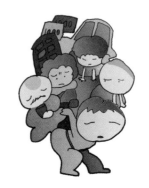

● 假如我無所不能，我會怎麼改變現況？

◆ 假如我能讓那班車停下來等我，那麼我就
不會遲到。

◆ 優缺點是甚麼？優點是我不會遲到。缺點
是其他人會多花時間等我，甚至遲到。

◆ 因此，最理想的解決方案是：明天早5分
鐘出門！

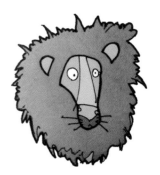

用不同角度看事情，哪怕是種心理防衛或逃避也好，通常能讓自己心
裡好過些。時間拉長，許多事情也就雲淡風輕，不會執著計較了。

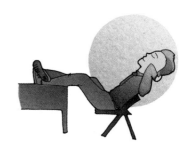

運動向度

身柔心軟，更多蝴蝶會願意停留

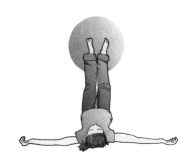

➤ 靠牆抬腿

上半身躺在地上，臀部「坐」在牆腳，兩腿向上垂直靠在牆面。

雙腿打直，靠重力自然張開下垂。

➤ 辦公桌前也能做

端正坐姿，單腳踢出，停在空中15秒後換邊。

上半身前傾，讓大腿後側有一種被拉緊的感覺。

伸展背脊，面朝天花板，然後慢慢往後伸展。

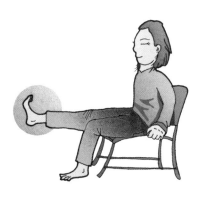

➤ 嬰兒式

跪坐地上，雙膝打開。

上半身前傾，胸靠地面，雙臂向前伸，掌心朝地。

雙臂亦可向後收，掌心朝上。

亦可將棉被捲成柱狀，上半身前傾，雙臂環抱，呈現最放鬆的姿勢，彷彿嬰兒睡眠。

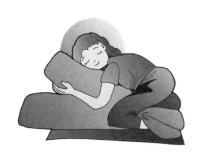

活動向度

自己的聲音最好聽

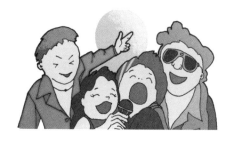

找好朋友一起去唱歌。

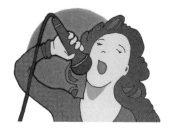

準備自己的拿手歌曲。

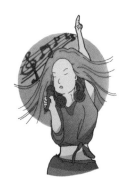

唱得投入比唱得好聽重要。

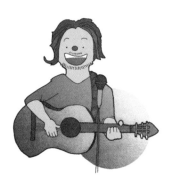

在間奏時可以講一段話送給在座的其他朋友。

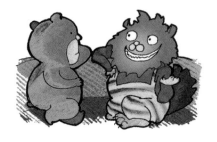

可以挑選一首歌,特別聲明送給某個人。

飲食向度

唱首歌，喝口水，用好杯

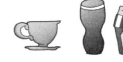

　　不同溫度不同種類的飲品，盡量使用適合的杯子。用來裝水的杯子盡量不要裝其他飲料，避免未洗淨的飲料糖分變質成污垢。裝熱湯、熱茶的杯子，除了保溫效果外，還要耐高溫，避免溶出有毒物質。
● 就算是買回的熱咖啡，我也習慣倒進保溫杯裡慢慢享用。

　　隨身攜帶水壺，才會有動機喝水。我看門診時都會帶水壺，避免忘了喝水。有了水壺，就不會因口渴去買飲料。
● 如果有帶背包出門，我總是順道帶上水壺。

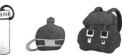

　　如同其他食器，杯子上的圖案代表此人的個性與心情。觀察自己的杯子，看看自己屬於哪種個性。看看自己挑選的杯子，看看自己今天的心情如何。
● 試著觀察其他人的水杯，看看是不是符合對這人的印象。

　　食物裡經常含有大量水分。正在節食中的人，由於減少攝取食物中的水，更要額外多補充水分。
　　講究杯子的使用，目的是從日常飲食當中，由外而內，逐漸體察心靈內在的方法之一。

藝術向度

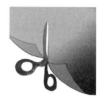

過期雜誌的奮力一搏

- 找出家中現成的報章雜誌，翻出自己最喜愛瀏覽的頁面。
- 用剪刀任意將其中的圖案或文字段落剪下，拼貼在下方空白處。

● 觀賞圖案，聯想圖案意象跟近兩週的生活有沒有關連。

● 用蠟筆加上標題及其他裝飾（如前次所學到的曼陀羅或纏繞畫技法），代表近兩週自己的心靈狀態。
● 把拼貼作品靠近臉龐，用手機自拍。
● 看看自己呈現出來的表情，跟拼貼意象比較。
● 向朋友展示作品，分享心得。

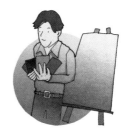

CHAPTER 12

活化心靈，
為生命賦予新意義

基本需求滿足了之後，開始講求心理層面、靈性的鍛鍊。若沒有適當引導，往往在心境上會無所適從，不知道自己想要什麼，對生活感到彈性疲乏。試著觀察周遭，觀察內在，思考對自己好的方式，藉由外在的功課進行內在的修練。

◆ 餘暉中的平安自得

男人坐在酒店裡，酒女的胴體在身上磨蹭著。要更激烈的時刻，男人制止了酒女往下探的玉手，從沙發霍然站起，整理褲頭，一路從地下2樓的VIP包廂直走到酒店外，踏出店門口時還跟蹌絆了一下。

「我要怎麼對自己好呢？我不知道我要什麼啊。我最常想的，就是能開跑車兜風、跟美女聊天啊。我要讓自己爽，這也錯了嗎？」男人穿著剪裁合身的西裝褲，蹲坐在路墩上，帶著酒味對著空氣說、對自己說、也彷彿是跟心理醫生自白。

「我被家庭跟生活綁著。儘管孩子乖巧可愛，妻子賢慧善良。別人看我，好到不能再好。但難道就這樣嗎？乏味的日子，一直過下去，我也會老啊！」

「每天照顧家人，晨昏定省，這些都是我應該做的。但怎麼說，就是彈性疲乏。想來點刺激的，幾次下來，反而更空虛。這是為什麼呢？」男人不甘於平淡的生活，衝動之下跟著狐群狗黨尋歡作樂，希望麻醉自己。

就是不知道我想要哪些

「家人不明白，我也不明白，到底為什麼我要花錢來跟醫生講這些。醫生你能給我什麼建議嗎？」

「我自己認為喔？我自己知道就不用來問你啦。醫生你倒是說說話，給些意見吧？」

「感覺？我沒什麼感覺之類的啊？我就是不知道我想要哪些。」

「第一個閃過的念頭？我想要好好放鬆，無憂無慮，不用思考別的東西。」男人很少仔細思考內心的願望，開始進入沉思跟想像。

「想要很多錢，想躺在遊艇上曬太陽，身邊美女環繞。嘿，美女當然不是我老婆。我老婆也可以一起來啦，不過她看到其他女人會抓狂吧。如果她可以，我也希望她在我身邊，陪我曬太陽。幻想一下，總可以吧？」

「孩子有成就？現在我想不到。他們年紀還小，都還是國高中生。平平安安就好了吧。」

「父母？我父親過世，母親長期臥床，也不知道能替她做些什麼。大概就是希望母親內心也可以獲得平靜吧。」談到這些，男人沉默下來，垂眼看著地上。

藉用外在功課進行內在修練

我對男人說：「會不會你面對的是所謂：『生命的空虛』本質呢？」

「什麼意思？」他抬起頭看著我。

「人要先吃飽，要照顧家庭，要照顧一家老小。基本需求滿足了之後，還要做自己開心的事情，要有錢花。在這基礎之上，開始講求心理層面：要日子過得開心，保持愉快。再高一層，就是靈性層面的部分。若沒經過靈性的鍛鍊，會掉入一個思考盲點：生命本身是虛無的，是無意義的。想到這邊，若沒有適當引導，往往在心境上會無所適從。」

男人好奇問：「那我該怎麼辦？尋找心靈導師嗎？做心理治療嗎？」

我建議他：「你可以先從觀察周遭，觀察內在，思考對自己好的方式。藉由外在的功課進行內在的修練。」

然後我建議他可以做以下活動：

心理向度

對自己無所謂愛不愛，你沒得選

▶ 許多人不知道從何開始「愛自己」。試著回顧自己吧！把自己最重要的3項優、缺點列出來，寫在紙上。

● 「我有好多優點，怎麼挑呢？」
挑戰原本的認知：如果只能擁有3項優點，哪些是自己最重視的？
● 「我缺點一大堆，3個根本不夠！」
如果只有3個缺點，哪些是自己最差的部分？
你會發現：很多事情寫在紙上後，跟自己原先想的不一太一樣呢！

_____

_____

_____

_____

_____

_____

▶ 愛自己，試著對自己好一些。每天給自己小禮物，著重的是心意，不只是物質。

● 花個5分鐘，聽一首自己曾經喜歡卻很久沒聽的歌。
● 走入書店，欣賞一本自己最有印象的書的封面，然後立刻離開書店，不能翻閱，也不看其他書。把這個印象記下來，放在腦海中帶回家。
● 這小小的心靈禮物，因為你的用心而賦予新的意義。

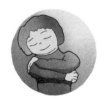

➤ 回想過去1小時讓自己開心的事，加強它！想讓自己保持愉悅？那麼就專注讓自己開心的事。剛剛是否發生短暫的「小確幸」？

例如：剛才吃了塊蛋糕。

「加強快樂」不是再吃一塊，而是提高「滿意度」：

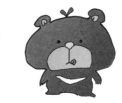

- 回想那塊蛋糕的美味
- 規劃下次什麼時候再訪
- 跟他人分享照片或美食資訊

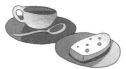

- 想像能配搭蛋糕的紅茶所融合起來的滋味。
  多注意小確幸，也能讓自己更開心！

➤ 放輕鬆，試著愛自己的缺點。所謂「缺點」，經常是種防護罩，讓自己在生活中能喘口氣，輕鬆些。

- 如果你覺得自己個性「太退縮」。
  其實「退縮」本身可以減少被當成眾人焦點的壓力。
- 如果你覺得自己「太躁進」。
  其實躁進可以減少躊躇不前的猶豫。
- 任何事情都有兩面，優缺點也是。愛自己的缺點，不是沈溺缺點其
  中，而是試著接納它，放鬆一下。

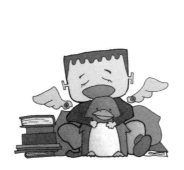

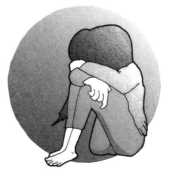

➤ **觀察別人對待他們自己的方式。每個人都有讓自己開心的方式，試著回顧周遭，看看其他人怎麼做。**

● 看到同事心滿意足地品嘗咖啡，何不敞開心胸，聽聽人家的說法？
● 「那個我沒興趣！我又不喝。」也許你會這麼想。但說不定一問之下，同事會告訴你關於咖啡的其他聯想。
● 不只是「喝咖啡」本身的樂趣。快樂的心情會傳遞，也許能觸發一些新想法呢！

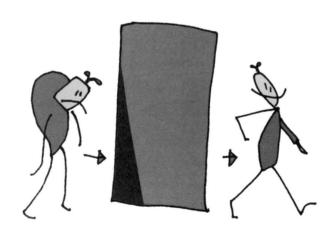

運動向度

展現你勇士的英姿

➤ 勇士式1：

弓箭步右腳向前跨出，大腿盡量與地面
平行。若肌力不夠，可以站高些。
身體朝向弓箭步方向，伸手雙臂向上，
掌心相對。臉朝上，彷彿勇士在歡呼。
持續20秒，然後換邊。
最主要鍛鍊弓箭步大腿的股四頭肌。

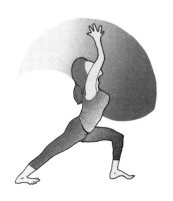

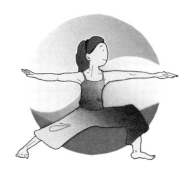

➤ 勇士式2：

右跨勇士式1為預備姿勢。
身體轉向左邊，右手臂向弓箭步方向伸
出平舉，掌心朝下。左手臂朝反方向伸
出平舉。
持續20秒，然後換邊。

➤ 勇士式3

練習初期建議手扶牆壁。面向牆，取適
當距離為預備姿勢。
上半身呈90度鞠躬，雙臂向前平伸，扶
住牆面，調整距離。
以右側單腳站立，左腿向後抬起。

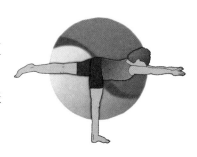

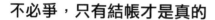

活動向度

不必爭,只有結帳才是真的

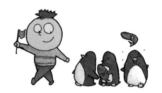

　　想買的東西太多,錢卻不夠?試著寫下購物清單,看看自己的購物動機、價格跟滿足感間的關連。多想一下,你對購物的想法可能會有不同!

➤ **填上你的購物清單**

優先順序	第1名	第2名	第3名	第4名	第5名
名稱					
價格					
為誰而買					
考慮多久	七天內 一週 二至四週 一個月以上	七天內 一週 二至四週 一個月以上	七天內 一週 二至四週 一個月以上	七天內 一週 二至四週 一個月以上	七天內 一週 二至四週 一個月以上
滿足感持續天數	一週 二至四週 一個月以上	一週 二至四週 一個月以上	一週 二至四週 一個月以上	一週 二至四週 一個月以上	一週 二至四週 一個月以上
簡述現在的想法					

飲食向度

補充維他命，給你輔助效果

- 維他命B可從糙米、全麥、五穀中攝取。適當補充維他命B群可以減少嘴破、舌炎，對神經修復也有輔助效果。

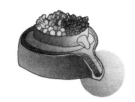

- 維他命C可從新鮮蔬果中攝取，適當補充可以預防壞血病。

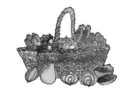

- 魚類中含有的omega3能改善心血管風險、膽固醇及高血壓。

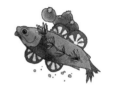

- 維他命是綜合補充微量元素，不能取代藥物，也不能過度期待治療效果。

- 天然食物中攝取維他命比購買合成維他命好。

- 每日服用的維他命最好只選一項，避免超過兩種以上。

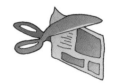

藝術向度

重新彩繪你的最佳回憶

- 打開手機相簿，找出去年度最希望保存的10張照片。
- 將檔案沖曬列印，寄給照片中合影的夥伴，順便寫上祝福的話。
- 拿出剪刀，將照片重新裁剪成一張，貼在右頁。
- 貼好後，在空白處填滿你喜歡的顏色。
- 替這張3C創作圖命名。可以用幾個單詞，也可以用一句話來命名。

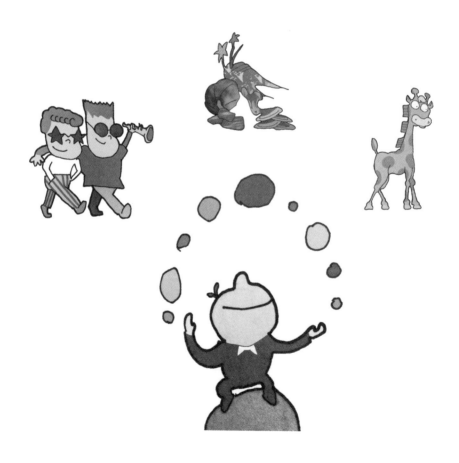

睡覺也需要練習

治療失眠從活化心靈開始
24週讓你一夜好眠

作者
劉貞柏

編輯
鍾宜芳

校對
鍾宜芳、黃勻薔、劉貞柏

美術設計
吳靖玟

出版者
萬里機構出版有限公司
香港鰂魚涌英皇道1065號東達中心1305室
電話：2564-7511　　傳真：2565-5539
電郵：info@wanlibk.com
網址：http://www.wanlibk.com
　　　http://www.facebook.com/wanlibk

發行者
香港聯合書刊物流有限公司
香港新界大埔汀麗路36號中華商務印刷大廈3字樓
電話：2150-2100　　傳真：2407-3062
電郵：info@suplogistics.com.hk

製版印刷
卡樂彩色製版印刷有限公司

出版日期
二〇一九年九月第一次印刷

本書由四塊玉文創有限公司
授權在香港出版發行

萬里機構

萬里 Facebook